暢銷增訂版

腎臟科名醫

江守山教你：逆轉腎！

喝對水 慎防毒 控三高

做對了，就不用洗腎！洗腎，不一定要洗一輩子！

腎臟科名醫 江守山 著

暢銷增訂

免費線上有聲書

01 台灣尿毒症盛行盛世界第一，腎臟病成了新國病

02 台灣尿毒症攀升5大關鍵

03 一次破解對腎臟的8大錯誤觀念

04 掌握腎病上身5大徵兆

05
江醫師獨門護腎祕方①聰明喝水

06
江醫師獨門護腎祕方②小心防毒

07
江醫師獨門護腎祕方③控制三高

08
正確用藥控制病情

作者序

揪出腎臟殺手、減輕腎臟傷害，人人都能「逆轉腎」！

台灣尿毒症（終末期腎臟病）的發生率及盛行率，不僅十幾年來始終高居世界第一，患者人數更是年年增加；即便如此，國人對腎臟保健的知識卻始終一知半解，有調查發現，高達九成以上的腎病患者，根本不知道自己已經罹患腎臟病！

腎臟除了製造尿液、排泄廢物與毒素，更是製造荷爾蒙、活化維生素D、維持體液恆定、讓人體穩定運作的重要器官，一旦腎臟罷工，不僅身體會併發許多嚴重合併症，同時還必須藉由「洗腎」才能延續生命；再加上腎臟是幾乎無法再生、只能承受小部分輕微損傷的纖細器官，只要受到損傷超過七五％，就算治癒，還是會繼續衰竭發展成尿毒症，因此「及早發現、及早治療」這句口號，在腎病的防治上可說是至關重要。

台灣尿毒症發生率與盛行率之所以數十年來始終高於其他國家，與我們的飲食、生活、環境有很大的關係；也就是說，台灣的生活環境中潛藏著許多腎臟殺手，例如近年來連環爆的塑化劑、毒澱粉、餿水油等食安問題就是其中之一。所以，要預防腎臟病，不僅應對腎臟保健與腎病症狀有正確認識，更要了解台灣的環境中有哪些常見的腎臟殺手，才能避免腎病上身甚至最後得洗腎的遺憾。

為了達成「防微杜漸」這個目標，二十多年來，我大量鑽研國內外醫學研究，最後終於發現「吃魚」以及「營養補充療法」對腎臟甚至人體健康有很大的助益，並且透過實際的檢測，陸續揪出潛藏在你我飲食與居住環境中的毒素。而今我提筆寫下這本書，希望能建立國人正確的腎臟保健概念，從而讓自己和家人遠離可怕腎病的魔手，換言之，這是一本為幫助台灣人「逆轉腎」所寫的書。

假如你想晉升「人生腎力組」，請好好閱讀本書、確實力行，相信終身都可有「腎力」相伴；至於腎病已經上身的人也別氣餒，只要詳閱本書的護腎資訊，揪出腎臟殺手、減輕腎臟傷害，減緩甚至凍結病程發展也絕非夢想。

本書作者、新光醫院腎臟科主治醫師

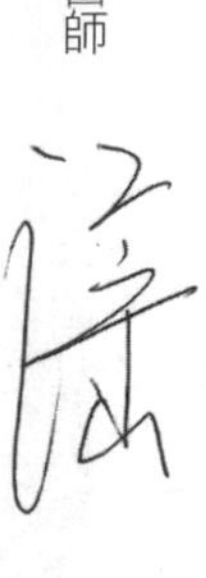

圖解腎臟病發生的原因

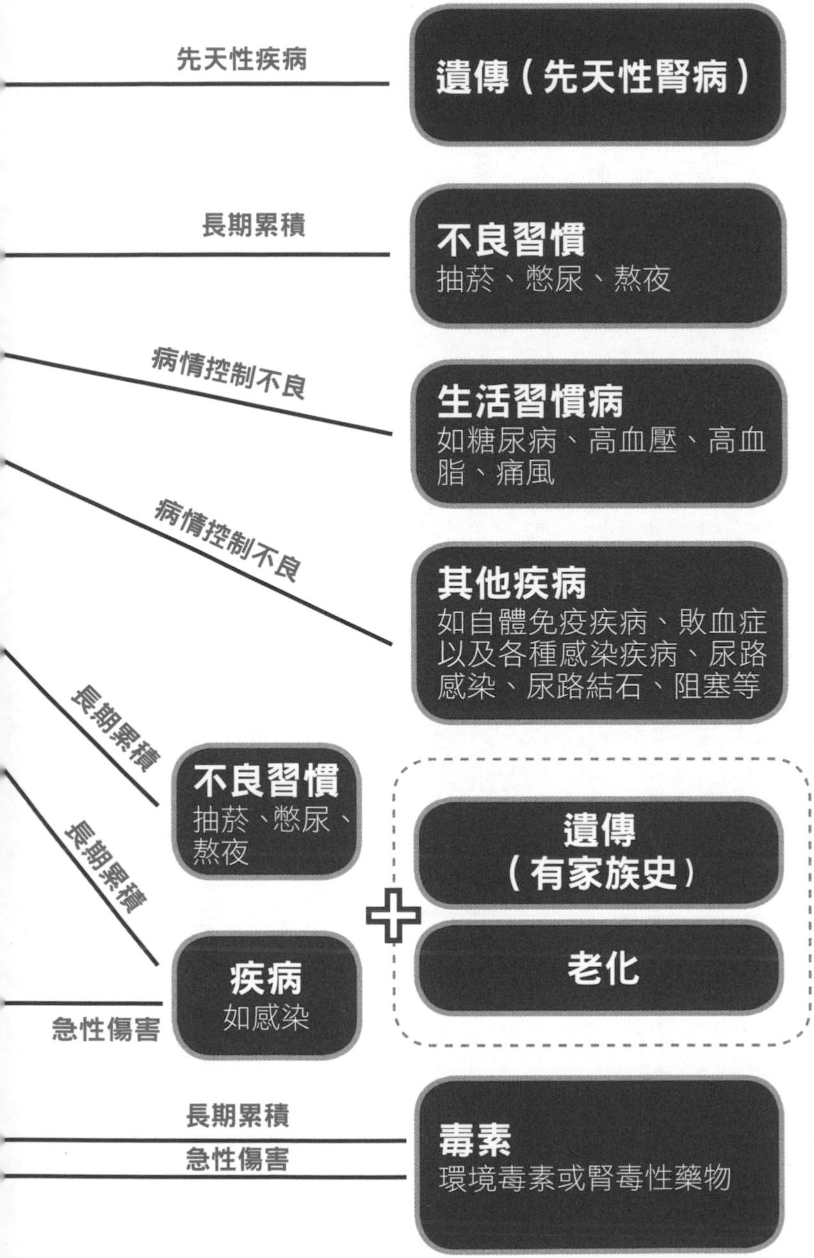
先天性疾病
遺傳（先天性腎病）
長期累積
不良習慣
抽菸、憋尿、熬夜
病情控制不良
生活習慣病
如糖尿病、高血壓、高血脂、痛風
病情控制不良
其他疾病
如自體免疫疾病、敗血症以及各種感染疾病、尿路感染、尿路結石、阻塞等
長期累積
不良習慣
抽菸、憋尿、熬夜
長期累積
疾病
如感染
急性傷害
遺傳（有家族史）
老化
長期累積
急性傷害
毒素
環境毒素或腎毒性藥物

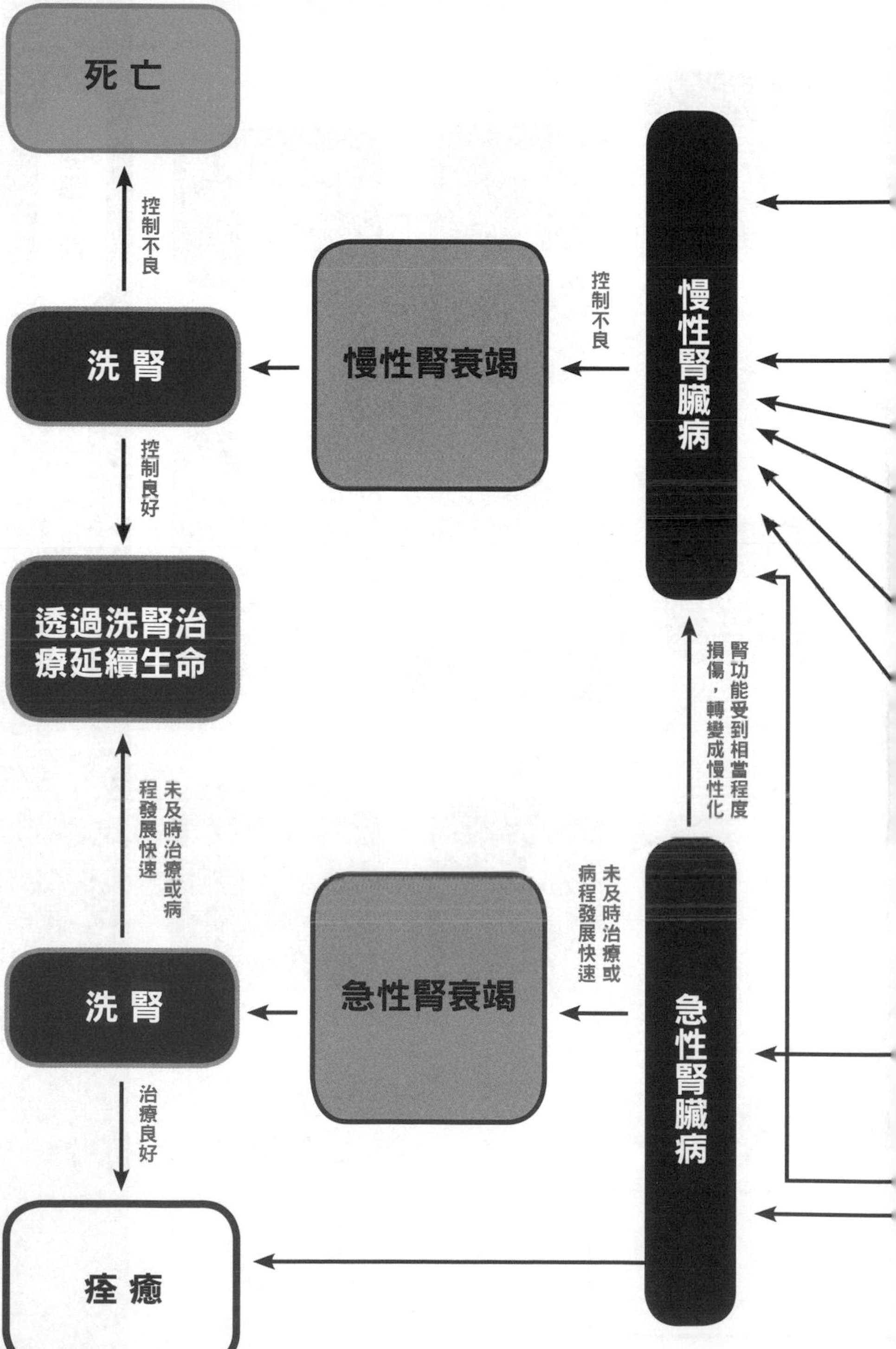
死亡
控制不良
洗腎
慢性腎衰竭
控制不良
慢性腎臟病
控制良好
透過洗腎治療延續生命
腎功能受到相當程度損傷，轉變成慢性化
未及時治療或病程發展快速
未及時治療或病程發展快速
洗腎
急性腎衰竭
急性腎臟病
治療良好
痊癒

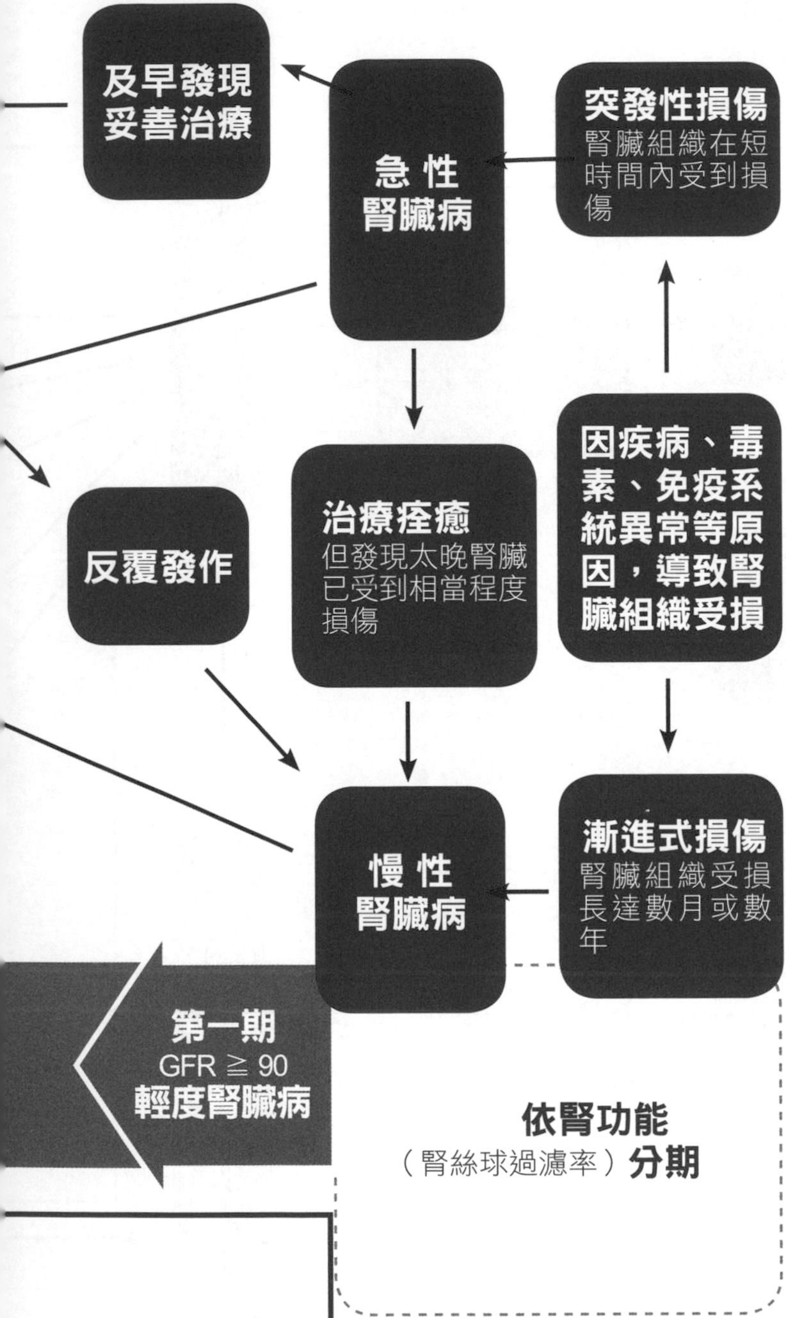
及早發現
妥善治療
急性
腎臟病
突發性損傷
腎臟組織在短時間內受到損傷
反覆發作
治療痊癒
但發現太晚腎臟已受到相當程度損傷
因疾病、毒素、免疫系統異常等原因，導致腎臟組織受損
慢性
腎臟病
漸進式損傷
腎臟組織受損長達數月或數年
第一期
GFR ≧ 90
輕度腎臟病
依腎功能
（腎絲球過濾率）分期

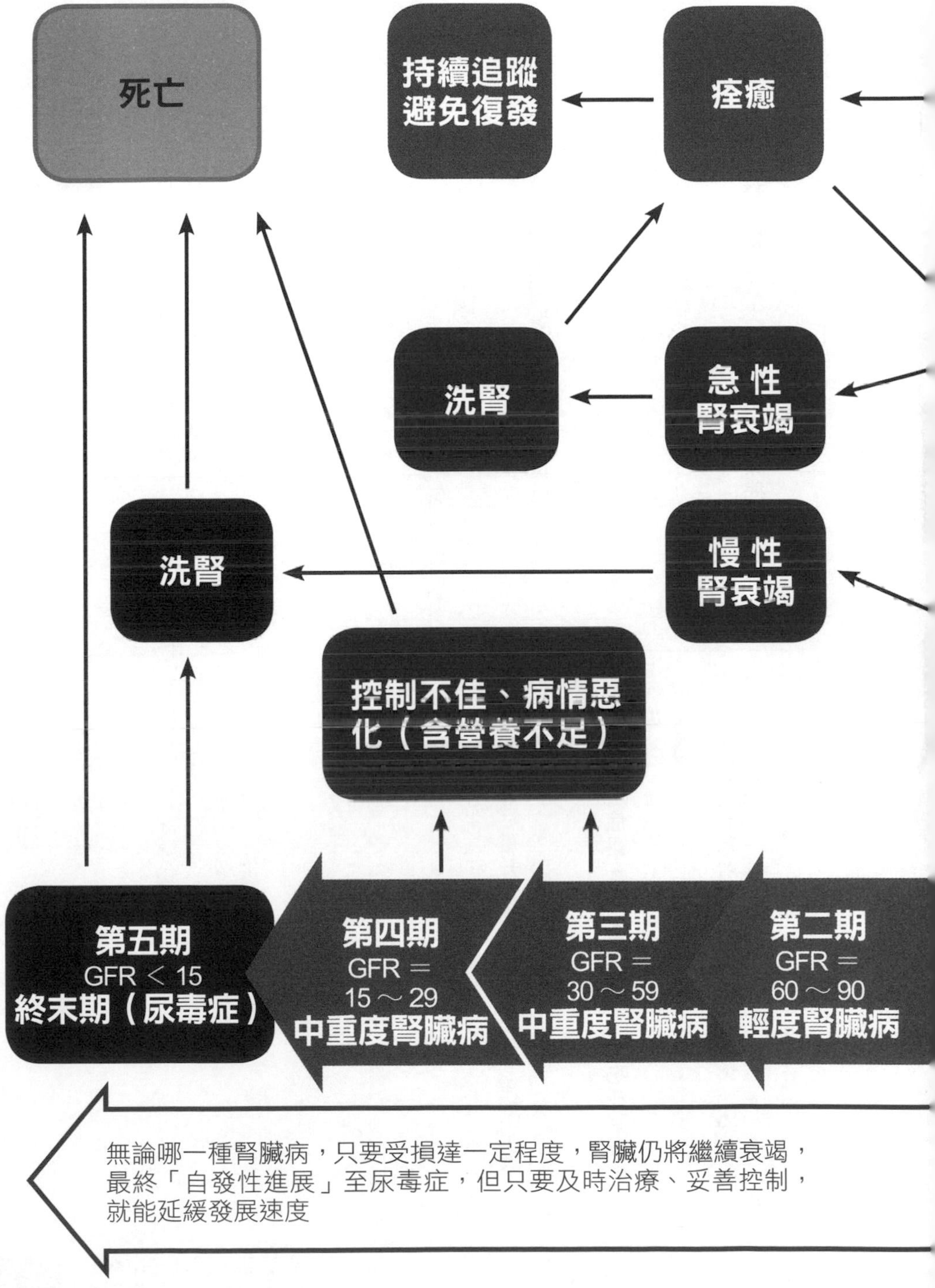
死亡
持續追蹤
避免復發
痊癒
洗腎
急性
腎衰竭
洗腎
慢性
腎衰竭
控制不佳、病情惡化（含營養不足）
第五期
GFR ＜ 15
終末期（尿毒症）
第四期
GFR ＝
15 ～ 29
中重度腎臟病
第三期
GFR ＝
30 ～ 59
中重度腎臟病
第二期
GFR ＝
60 ～ 90
輕度腎臟病
無論哪一種腎臟病，只要受損達一定程度，腎臟仍將繼續衰竭，
最終「自發性進展」至尿毒症，但只要及時治療、妥善控制，
就能延緩發展速度

目錄

CH 3 症狀篇 掌握腎病上身5大徵兆

CH 4 預防篇 江醫師獨門護腎祕方①：聰明喝水

CH 5 預防篇 江醫師獨門護腎祕方②：小心防毒

CH 6 預防篇 江醫師獨門護腎祕方③：控制三高

CH 7 檢查篇 解析腎臟檢查，讓你知己知彼保健康

CH 8

治療篇 腎臟名醫教你如何逆轉「腎」！

CH 9 治療篇 醫生說我要「洗腎」，我該怎麼辦？

1 警訊篇
你的腎臟亮紅燈了嗎？

○✕ 你得腎病的風險高嗎？
1 分鐘檢視你的「護腎敏感度」！

以下幾個問題當中，認為正確或符合敘述請打「○」，不正確或不符合敘述請打「✕」，每一題得 1 分，最後統計得分。

□ 1. 多喝水有益健康，但要喝經過消毒的自來水才有保障
□ 2. 尿液的顏色、氣味有異狀，就應做腎臟檢查
□ 3. 愛喝飲料，但會選連鎖手搖飲料店的翡翠檸檬、葡萄柚綠茶等健康飲料
□ 4. 西藥是化工製品，相較之下，中藥藥性溫和比較安全
□ 5. 外食要減少塑化劑危害應避用塑膠碗盤，改用紙製餐具或美耐皿餐具比較好
□ 6. 戶外空氣髒，所以窗戶打開一點點通風就好，以免髒空氣和灰塵污染室內
□ 7. 高血壓會引起腎臟病
□ 8. 感冒、疼痛時，大多自行買感冒糖漿或止痛藥服用
□ 9. 購買新家具時要注意味道，只要沒有味道就可以安心購買
□10. 糖尿病患者要注意熱量，所以少吃魚、肉，多吃米飯、麵食比較健康

解答

1	✕	2	○	3	✕	4	✕	5	✕
6	✕	7	○	8	✕	9	✕	10	✕

評分

● **總分超過 8 分（含）以上**
你的護腎敏感度頗高，請建立更完整的腎臟保健知識，並落實護腎的健康生活習慣。

● **總分在 4 ～ 7 分之間**
一般人的平均得分。為了預防及改善腎臟病，請詳細閱讀本書，加強腎臟保健知識。

● **總分在 3 分（含）以下**
你非常欠缺護腎敏感度，請透過本書了解日常生活中的腎功能殺手，並進一步加強腎臟保健知識。

有沒有腎臟病？超過90％的患者自己不知情

台灣尿毒症盛行率世界第一，腎臟病成了新國病

由於B型肝炎盛行，很多人在聽到「國病」時，第一個聯想到的就是「肝病」。但那其實是二十多年來的刻板印象，近年來在政府強力衛教宣導及B肝疫苗施打政策下，肝病早已獲得有效控制。真正值得擔憂的是與肝臟同屬沉默器官的腎臟。

你知道嗎？腎臟病（包括腎炎、腎病症候群及腎病變）年年都登上國人十大死因排行榜，而中期和終末期腎臟病（ESRD，或稱慢性腎功能衰竭尿毒症期，也就是大家常聽到的尿毒症），在台灣的盛行率更高居世界第一，每年健保花費在治療腎病的支出，僅次於癌症！換句話說，腎臟病已經取代肝病，成為值得政府與全民共同重視的新國病。

根據全世界最大尿毒症資料庫——美國腎臟病資料系統（USRDS）統計，在全球二〇〇一至二〇〇八年終末期腎臟病的發生率與盛行率中，台灣發生率每百萬人口從未低於三七〇萬人，盛行率每百萬人口從未低於一七〇〇人，且發生率於二〇〇五年更高達每百萬人口四三〇萬人，盛行率於二〇〇八年高達每百萬人口二三〇〇人，兩者

台灣尿毒症患者逐年升高

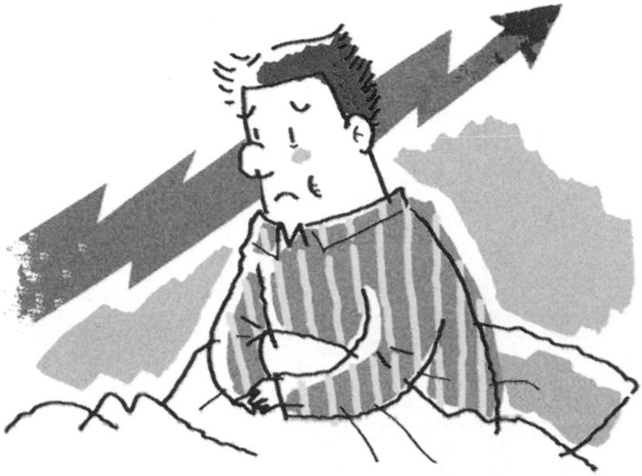

▲ 根據衛福部統計，腎臟病名列國人十大死因之一，且患病人數還在逐年攀升

皆遠遠高於排名第二的美國與日本。

還有一點特別值得關注的，那就是台灣的尿毒症患者人數正在逐年攀升中。

症狀少、易忽略，等到快「洗腎」才知道罹患腎臟病

為什麼台灣的尿毒症發生率與盛行率會居高不下？有人也許會想：「是不是華人的腎比較不好？」關於這點，美國曾對境內各種族及各年齡層的終末期腎病發生率進行研究，發現腎臟最容易出問題的是黑人，其次為美國印地安人，第三名為西班牙人，而亞洲人（包含華人）及白人的終末期腎病發生率最低。由此可見，台灣尿毒症發生率與盛行率高，與人種並沒有關係。

那麼是什麼原因呢?我認為最重要的原因是國人廣泛暴露於毒素下,以及長期忽略對腎臟的保健。由於對腎功能與腎病症狀一知半解,加上腎病早期症狀極不明顯,有些人甚至沒有症狀,以及缺乏腎臟健檢概念等等,等到出現臉色蒼白、身體虛弱、噁心、嘔吐等症狀,大多已到腎臟病末期,面臨洗腎的地步。

我這麼說絕不是危言聳聽。根據國家衛生研究院研究員溫啟邦教授二〇〇八年發表於英國著名醫學期刊《The Lancet》(刺胳針),針對全台四六萬二二九三人大型前瞻性世代研究結果發現,台灣罹患慢性腎臟性疾病(Chronic Kidney Disease, CKD)的患者高達一二%,平均每八個成年人就有一人罹患此症,推估全國約有二百多萬患者,但是知道自己罹患慢性腎臟病的人卻只有三•五%,換句話說,有高達九六%的人根本不知道自己腎臟已經出問題!

此外,在台灣行醫多年,就實際臨床經驗、研究與觀察,我認為台灣尿毒症發生率與盛行率之所以數十年來始終高於其他國家,與我們的生活環境有很大關係。也就是說,台灣的生活環境中潛藏著許多腎臟殺手。所以想要預防腎病上身,人人都該對腎臟保健與腎病症狀有一定的了解,並揪出這些潛藏在我們生活中的腎臟殺手。

腎臟的功能是什麼？腎出了毛病會怎樣？

腎臟是調節水分、排泄廢物與毒素的「超級濾心」

想要了解腎臟病這個「新國病」，以及如何照顧好腎臟，首要之務，就是先了解腎臟具有那些功能。

很多人都知道腎臟能製造尿液，但進一步問他們腎臟如何製造尿液呢？大多數人恐怕就要搖搖頭說不知道了。簡單來說，腎臟就像濾心，負責為人體過濾血液，為人體去蕪存菁。血液具有運輸功能，負責將消化道吸收的營養輸送到全身各組織，同時將組織代謝所產生的廢物運送到腎臟，經由腎臟的過濾，將血球、糖分、蛋白質、電解質等有用物質回收，並將老舊病死、必須汰換的血球與淋巴球，以及組織代謝所產生的廢物和有毒物質，溶於水中製成尿液排出。因此，一旦腎功能出了差錯，就像壞損的濾心，既不能有效保留對人體有用的養分，也無法排除人體所產生的廢物與毒素，這些廢物與毒素就會累積在體內而危害健康。

此外，腎臟還負責調節體內水分。我們日常飲食所攝取的水分由腸胃黏膜吸收後，可直接進入血液循環（血漿約含九〇％的水），再滲透到各個組織細胞中，帶走體內的老化廢物與毒素。所以體內水分要充足，才能使血液流通順暢。吃的食物越多或從事越多勞動，就會因為廢物增多，需要更多水分來排出廢物。

不過，水雖然是身體必須的養分，卻不是毫無節制越多越好。過多的水分對身體來說一樣是要命的毒藥，而腎臟正是負責調節體內水分最重要的器官，可在製造尿液時同時排出多餘水分，因此尿液顏色會有濃淡變化。通常喝完大量水或飲料後，所排放的尿液會「清清如水」，但若勞動量大、吃得多，或喝的水不夠時，尿色就會變深、變黃。

腎臟是維持骨頭、肌肉與腺體正常運轉的重要器官

腎臟還有很多複雜的功能，例如調節體內的電解質（例如：鈉、鉀、鈣、磷等離子）和酸鹼值等體液恆定。此外，腎臟還能製造荷爾蒙，例如具有調節血壓功能的腎素（Renin），以及負責知會骨髓造血的紅血球生成素（Erythropoietin）等，具有維持骨骼健康、調節人體免疫力、強化神經與肌肉機能、保護胰臟免於發炎、維護腦神經健康與功能等許多生理功能，而維生素D也必須經過腎臟，才能成為可有效執行生理功能的活性維生素D（又稱鈣三醇）。

換句話說，人體有許多器官都必須依靠腎臟才能正常運作，這也是為什麼國際腎臟權威史密斯醫師（Homer Smith）會說：「骨頭可以斷裂，肌肉可以萎縮，腺體可以腐爛，都對生命沒有立即性影響，可是腎臟一旦衰竭，骨頭、肌肉與腺體都無法繼續工作。」由此可見腎臟對人體的重要性。

腎臟有很多複雜功能，是人體運作的重要器官

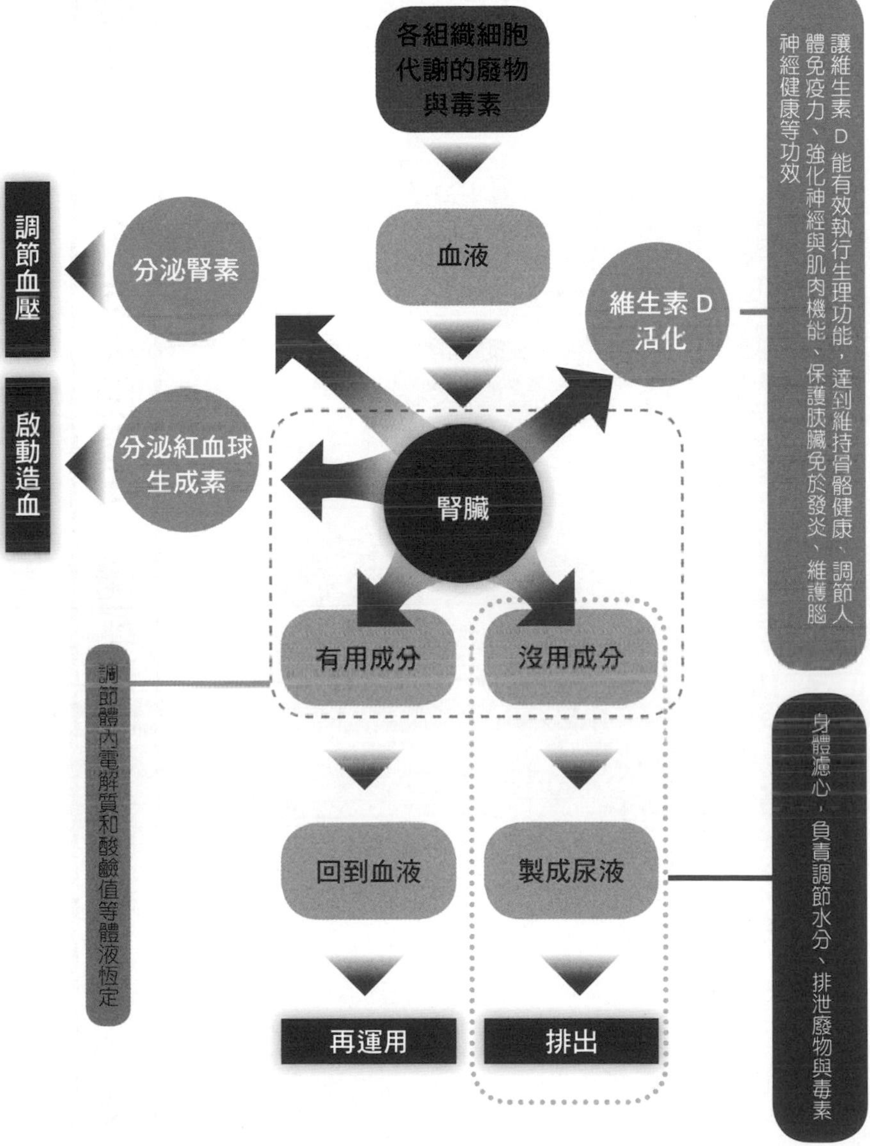

台灣尿毒症攀升 5 大關鍵①：糖尿病患者急遽增加

精緻飲食加上愛喝含糖飲料，台灣每10人就有1人罹患糖尿病

隨著科技進步，現代人的生活和飲食型態有了大幅改變，不僅日常運動量少，飲食變得豐富、精緻，而且生活壓力大，因此容易因血糖失控而引發糖尿病。

據國際糖尿病聯盟所發布的最新報告顯示，全球糖尿病病患在過去十年來，幾乎增加了一倍。二〇一三年全球罹患糖尿病的人數高達三・八二億人，其中約有五一〇萬人因糖尿病而死亡，也就是平均每六秒就有一人死於糖尿病。而血糖過高、瀕臨「糖尿病前期」者也有近三・二億人，預計全球糖尿病患者仍會持續增加，二〇三五年將會增至五・九二億人。

全球糖尿病患者人數持續增加，台灣也沒有例外。該報告顯示，二〇一三年台灣糖尿病總人數估計約有一七二萬人，平均每九・八人有一人患有糖尿病，且平均每四・五人就有一人有血糖代謝異常問題。

值得注意的是，台灣的糖尿病患者約九〇%至九五%屬於生活型態、飲食習慣改變所導致的第二型（非胰島素依賴型）糖尿病。分析原因，除了飲食過於豐富、精緻且運動

1999 ～ 2000 年度台灣地區透析原發病因評估

原發病因	比例
腎絲球腎炎 (CGN)	42.12
腎小管間質性腎病變 (TIN)	1.63
高血壓	5.18
糖尿病 (DM)	**22.19**
痛風	1.30
囊性腎臟病	1.60
梗阻性腎病	0.52
腎結石	1.09
未知	24.37

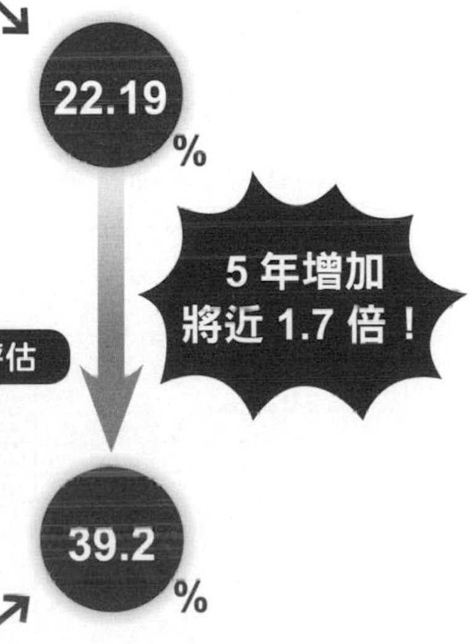

2005 年度台灣地區透析原發病因評估

原發病因	比例
腎絲球腎炎 (CGN)	26.8
心血管攝影發生顯影劑腎病變 (CIN)	2.9
高血壓	6.9
糖尿病 (DM)	**39.2**
其他	9.9
未知	24.37

資料來源：台灣腎臟醫學會

量少之外，大街小巷林立的飲料店，人手一杯含糖飲料也是原因之一。以名揚國際的珍珠奶茶來說，先不論「珍珠」可能含有的「毒澱粉」，光看珍珠奶茶裡所含的人工果糖、奶精粉和化製澱粉，每樣都是會促使血糖飆高的食物。即使是看似健康的果汁、綠茶，添加的人工果糖也是高得嚇人。《康健雜誌》便曾抽驗國內六大連鎖手搖飲料店的翡翠檸檬茶，結果發現，一杯黃金比例翡翠檸檬茶的含糖量，就相當於十五顆方糖。

除了高熱量，人工果糖對健康的影響也值得注意。目前市面上的人工果糖大多使用基因改造玉米分解、異構製造的高果糖玉米糖漿。根據美國醫學會雜誌《JAMA》二〇一三年一月所發表的研究發現，餵食高果糖玉米糖漿的老鼠，腦部下視丘飽食中樞的血流量沒有任何變化，所以不會產生飽足感而停止進食，很容易因此變得肥胖。加上近幾年的研究更讓許多學者相信，現代人肥胖、脂肪肝、代謝症候群、高血壓、高血糖、高血脂、高尿酸等問題，都可能與過度食用高果糖玉米糖漿有關。

糖尿病如果控制不佳，末期容易引發腎病變

糖尿病是尿毒症患者洗腎的主要原因之一。台灣糖尿病患者不僅逐年增加，更糟糕的是，患者對病情的控制並不好，因而引發糖尿病末期腎病變洗腎的人數年年上升。

1～5期腎臟病原發病因

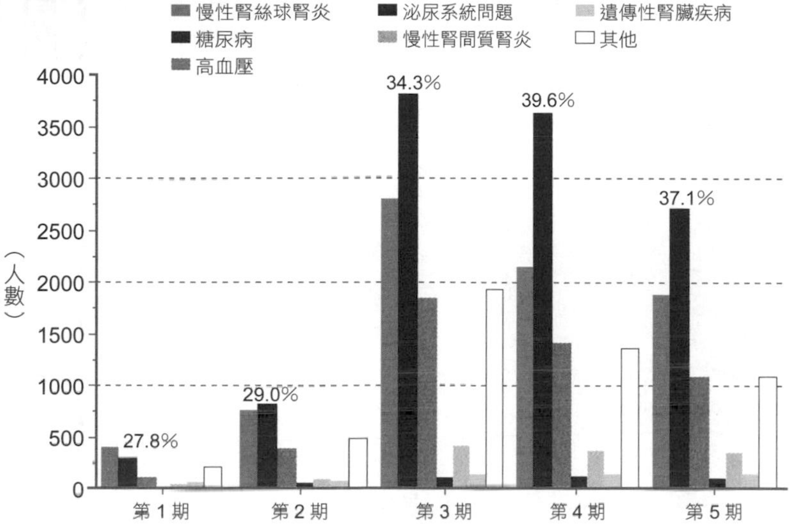

根據台灣腎臟醫學會長期觀測台灣地區透析原發病因發現，糖尿病從一九九九至二〇〇〇年約占二二・一九％（見二十五頁上表），到二〇〇五年增加至三九・二％（見二十五頁下表），五年增加了一七％，增將近一倍之多。此外，腎臟病健康促進機構門診追蹤一至五期腎臟病的原發病因（見上圖）也顯示，糖尿病幾乎於各期都是最主要原因。且糖尿病末期引發的腎病變，有許多已進入腎臟病中（第三、四期）、終末（第五期）期。由此可見，只要能做好糖尿病的預防與控制，就能大幅減少糖尿病腎病變的發生。

台灣尿毒症攀升5大關鍵②：三高控制不良

高血糖、高血壓、高血脂易引起血管病變，損害腎功能

其實不只糖尿病控制不好會引發腎病變，由於腎臟中有很多血管，因此只要有長期三高：高血糖、高血壓、高血脂問題，也會引起血管病變進而影響腎臟功能，增加腎臟病風險。

根據衛生福利部國民健康署「二〇〇七年台灣地區高血壓、高血糖、高血脂之追蹤調查研究」指出，我國二十歲以上民眾罹患任一項三高疾病（高血壓、高血糖、高血脂）的盛行率約為四〇％，而三高患者罹患腎臟病的機率比一般民眾高出三倍；此外，國健署統計二〇一二年一至十二月成人預防保健檢查也發現，在一五四・五萬受檢的四十歲以上民眾中，無三高者腎功能正常比率達八成五，三高中有兩高的民眾，腎功能正常比率則降至七成，而有三高問題的民眾，腎功能正常比率只剩六成五。

三高未能有效控制，是腎病最大隱憂

高血糖、高血壓、高血脂不僅僅會影響

美國&台灣的三高控制達標率比較

美國

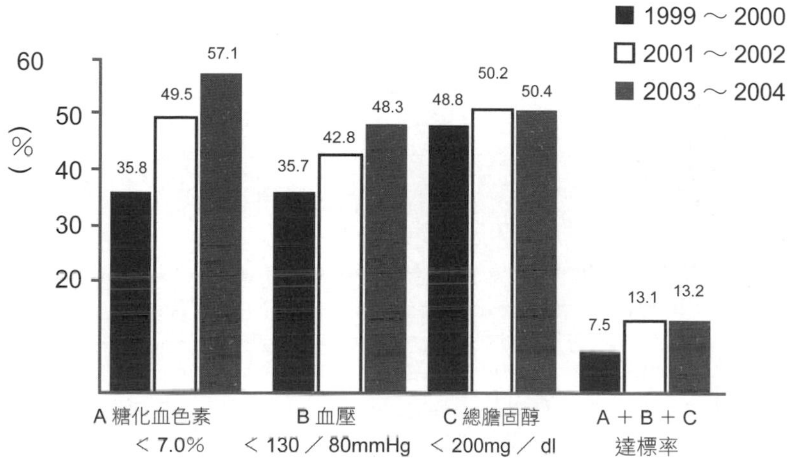

台灣

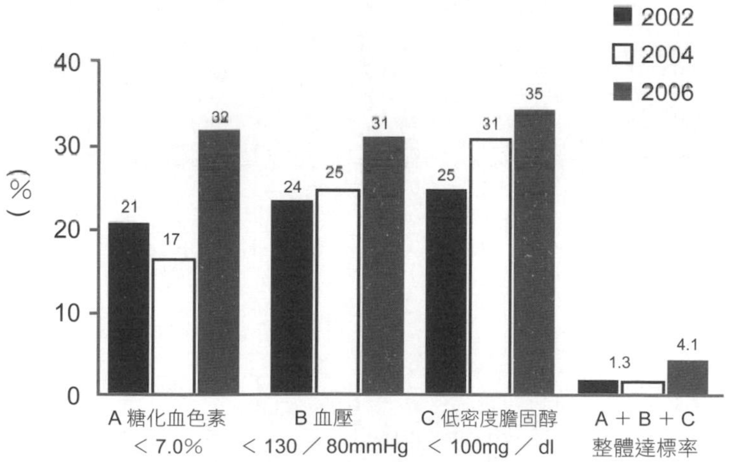

腎功能，對整體健康及壽命也有很大影響，因此近年來國內外學者都積極推動「三高控制」概念，美國便曾於一九九九至二〇〇四年針對三高患者的三高控制達標率進行調查，其三高標準分別為：

- 糖化血色素小於七•〇%
- 血壓小於一三〇／八〇 mmHg
- 總膽固醇小於二〇〇 mg／dl

結果顯示，三高整體達標率（Good control）從一九九九年的七•五%，至二〇〇四年已上升到一三•二%（見二十九頁上圖），然而一樣的三高標準放到台灣來看，台灣的整體達標率卻只有一•三%至四•一%（見二十九頁下圖）。此外，從一項針對全球高血壓患者的血壓治療控制調查來看[1]，日本與美國的治療控制率最佳，可達五五•七%及五三•一%，中國大陸也有二八•八%，而台灣卻只有一八%（見左頁下表），從這些國外的調查中，我們不難發現，台灣的三高控制還有很大努力的空間。

此外，我要特別提醒男性同胞留意血糖控制問題。因為在仔細研究歷年來台灣三高調查後，我發現男性高血糖盛行率較女性有明顯增加。以一九九七年和二〇〇二年調查結果為例，十九至四十四歲男性高血糖比例由三•七%增加至八•八%，四十五至六十四歲男性由七•九%增加至一五•五%，六十五歲以上男性則由七•八%增加至一八•八%，等於各年齡層增加比率皆達一倍以上（見左頁上表）。雖然目前並沒有相關研究可解釋台灣男性高血糖盛行率為何會大幅增加，不過糖尿病本來就是導致腎臟病的重要病因，因此就統計學的角度來看，台灣男性確實更應謹慎地控制血糖才行。

台灣三高盛行率調查

		1997 年國民營養健康調查（%）			2002 年三高盛行率調查（%）		
		男	女	合計	男	女	合計
組成因子	高血壓 (15 歲)				24.9	18.2	21.38
	高三酸甘油酯				20.3	11.3	15.6
	高低密度膽固醇				6.5	6.3	6.4
	高血糖 (19 歲↑)	**3.7**	6.3	5	**8.8**	7.2	8.0
	高血糖 (45 歲↑)	**7.9**	17.3		**15.5**	14.0	
	高血糖 (65 歲↑)	**7.8**	19.6		**18.8**	22.8	
	糖尿病前期				3.2	3.2	3.2
	高膽固醇				10.8	10.9	10.9

世界各國高血壓患者的血壓控制達成率[1]

國家	達成率（%）
日本	55.7
美國	53.1
希臘	49.5
南非	47.6
加拿大	41.0
德國	33.6
英國	29.2
中國	28.8
墨西哥	21.8
土耳其	19.8
台灣	18.0

台灣高血壓患者的
血壓控制達成率
只有 18.0%！
不僅明顯低於許多國家
更只有美、日等國的三分之一

1 Kearney P.M. et al., J Hypertens 2004; 22: 11—19; * Data for men only

台灣尿毒症攀升5大關鍵③：愛吃成藥&中藥

亂吃減肥、感冒、止痛藥，換來終身洗腎遺憾

台灣人喜歡亂吃藥，不僅看病一定要拿藥，更經常自行到藥房買成藥。尤其是感冒和頭痛、生理痛等疼痛問題，很多人都習慣吃感冒藥、止痛藥解決。我因成立魚舖子，為確實了解漁獲品質而經常至各地漁村探查，無意中發現，台灣漁船出航除了準備大量泡麵外，還會備妥幾十箱的感冒糖漿搬上漁船，讓我不由得為他們的健康憂心。很多人不知道，長期飲用過量感冒糖漿，嚴重時可能得終生洗腎！

許多民眾對於來路不明的藥物完全沒有設防，像是為了愛美而亂吃減肥藥，或是聽信地下電台廣告推薦，便一窩蜂打電話訂購，有些賣藥或健康食品說明會，甚至利用人們貪小便宜的心態，透過送沙拉油、洗衣粉等促銷手段來推銷。殊不知很多藥物可能具有腎毒性，甚至含有極為傷腎的重金屬，等吃到腎臟出問題，往往已落得得終身洗腎的命運。

有病治病、沒病強身？迷信藥膳進補，只會越補越大洞！

濫用成藥、迷信藥膳，小心終身洗腎！

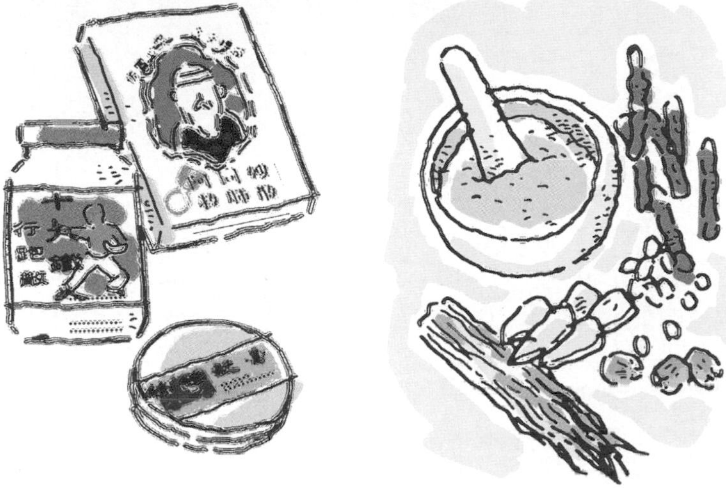

▲ 減肥、感冒、止痛等藥品，以及含馬兜鈴酸的中藥材，都是危害腎臟的大黑手

除了濫用成藥外，中藥也是危害腎臟的大黑手。提到傷腎的中藥，相信很多人會想到十年前在比利時發生的馬兜鈴酸事件，後來證實食用含馬兜鈴酸的中藥材，會使腎臟纖維化並且快速萎縮。可是大多數患者都得等到萎縮很嚴重了，腎功能檢查發現異常後才知道。所幸該起事件已喚起大眾對中藥材的關注，並促使法國、英國、加拿大、美國等十一個國家，明文禁止進口販賣含有馬兜鈴酸成分的中藥材，而台灣也在二〇〇三年宣布禁止使用含有馬兜鈴酸的五種中藥材及其相關製劑。

不過該注意的，並不只有含馬兜鈴酸的中藥材，事實上所有中藥都有相當的風險，因為台灣中藥材有九成來自於中國，而中國的重金屬污染相當嚴重，不得不慎。

去過北京和上海等中國大城的人，應

該對上下班時間湧上街的龐大電動自行車隊印象深刻吧！中國自二〇〇二年起，已成為全球最大電動自行車市場，每年估計可回收一億五〇〇〇萬個汽車及電動自行車電池。一位當地知名自行車品牌的總經理曾告訴我，由於大多數業者回收時只取電池的鉛板，而含飽和硫酸鉛的廢液則直接倒進土裡，一年估計可填滿幾千座游泳池的電池廢液，就這樣直接滲入土壤和水源中，所以中國多數作物都無法避免重金屬污染。為此我也實際測量過當歸、杜仲、四物、紅棗等進口中藥，每樣確實皆驗出高含量的鉛。

除了重金屬污染，中藥還有農藥問題。綠色和平組織曾於中國北京、天津、香港等城市的九家知名中藥行，購買枸杞、當歸、金銀花、三七花、菊花等六十五種中藥材進行抽驗，結果發現三十二個樣品（四九％）都含有三種（或以上）農藥殘留；其中同仁堂、特安吶的三七花和三七粉，以及張仲景、雲南白藥和同仁堂的貢菊，單一產品便有超過二十五種農藥殘留；倘若與歐盟的農藥殘留標準相比，同仁堂三七花檢出的甲基多保淨（農藥名）超標五〇〇倍，雲南白藥金銀花也超標一〇〇多倍。

多數華人都認為中藥天然溫和，可以有病治病、沒病強身，實際上並非如此。國家衛生院溫啟邦教授一項二〇〇八年發表於國際頂尖醫學期刊《刺胳針》（The Lancet）的大型研究便指出，經常吃中藥會使慢性腎臟病的機會增加二〇％。所以千萬別再迷信藥膳進補，小心越補越大洞，到了要洗腎時恐怕就後悔莫及了！

台灣尿毒症攀升5大關鍵④：環境污染及毒素

塑化劑、毒澱粉等食安殺手含腎毒性，讓人「食」不安心

近幾年來，台灣連續爆發許多威脅消費者健康的食品安全事件，從毒奶粉（三聚氰胺）、塑化劑（磷苯二甲酸酯）到毒澱粉（順丁烯二酸），雖然最後政府幾乎都以「仍在安全範圍，不會危害健康，消費者勿須恐慌」作結，然而身為腎臟科醫師，我認為這些食安殺手對腎臟所造成的危害絕對不容忽視。以塑化劑（磷苯二甲酸酯）和毒澱粉（順丁烯二酸）為例，這些成分原本就不可食用，且都具有腎小管毒性，就算吃了沒有立即生命危險，對人體依然有害。

至於「安全範圍劑量（或每日耐受量）」，更只是統計學上的樂觀說法，畢竟每個人的健康狀況與承受能力都不同。況且，一般人看不到食物、食品背後的環境與材料，根本無法計算真正的攝取劑量。以塑化劑DEHP為例，食品藥物管理局提出每日耐受量（簡稱TDI）為每天每公斤體重〇‧〇五毫克，但塑化劑並不只存在於被違法添加的起雲劑裡，更存在生活的各項製品中，包括洗面乳、沐浴乳、洗髮精、體香劑、洗衣精、指甲油、妊娠霜、保養品等等。這些

商品為方便定型、維持香氣，大多會添加穩定性高的鄰苯二甲酸酯（DEHP）。

另外，國人愛用塑膠製品和免洗餐具，光是塑膠袋使用量就可「獨步全球」，一年高達一八〇億個，已有研究證明，台灣民眾體內塑化劑暴露量遠超過其他國家。成大環境醫學研究所李俊璋教授一項耗時三年的研究便發現，台灣孕婦體內的MBP（塑化劑鄰苯二甲酸酯DBP的代謝物）達八一％，比美國高四‧五倍，而塑化劑DEHP則高了十三倍。所以重視食品安全，謹慎面對吃進口裡的每一樣食物，才是擁有健康好「腎」活的不二法門。

即使不出門，毒素依然如影隨形

一九五〇年開始，台灣邁入工業化社會，雖然創造了矚目的經濟奇蹟，但也製造了空氣、水源、土壤等環境污染，到一九七〇年代後更是嚴重。根據衛生福利部一九八二至一九九一年「台灣癌症死亡率分布地圖集」顯示，除了原住民為主的台東、花蓮山區，以及離島澎湖外，台灣本島西部平原幾乎每個癌症死亡率最高的鄉鎮，都有一條嚴重污染的河流，或以污染著名的工業區，且癌症個案多集中在污染河流的下游或化工廠附近，而大量使用農藥的鄉村，又比城市的癌症死亡率更高！

工業化造成整體環境的污染，但其實室內也不安全，像每天都要用到的自來水就是一例。台灣的自來水有兩大問題，首先是消毒用的「氯」。當自來水中的餘氯遇上水中有機物（大多存在老舊水管中），就會產生

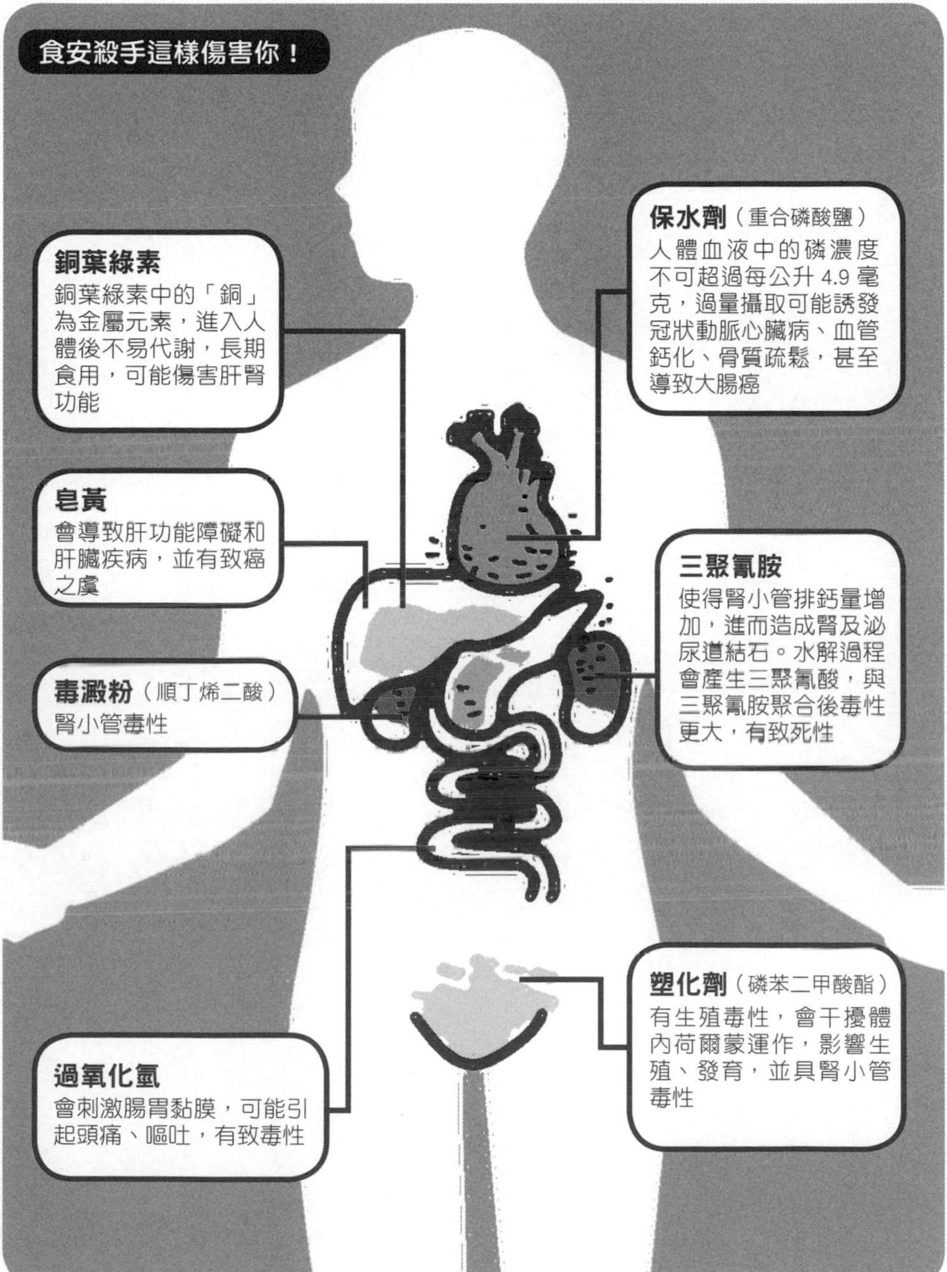
食安殺手這樣傷害你！
銅葉綠素
銅葉綠素中的「銅」為金屬元素，進入人體後不易代謝，長期食用，可能傷害肝腎功能
皂黃
會導致肝功能障礙和肝臟疾病，並有致癌之虞
毒澱粉（順丁烯二酸）
腎小管毒性
過氧化氫
會刺激腸胃黏膜，可能引起頭痛、嘔吐，有致毒性
保水劑（重合磷酸鹽）
人體血液中的磷濃度不可超過每公升 4.9 毫克，過量攝取可能誘發冠狀動脈心臟病、血管鈣化、骨質疏鬆，甚至導致大腸癌
三聚氰胺
使得腎小管排鈣量增加，進而造成腎及泌尿道結石。水解過程會產生三聚氰酸，與三聚氰胺聚合後毒性更大，有致死性
塑化劑（磷苯二甲酸酯）
有生殖毒性，會干擾體內荷爾蒙運作，影響生殖、發育，並具腎小管毒性

具有腎毒性、肝毒性及致癌性的三鹵甲烷。

另外，台灣目前還有長達數萬公里的老舊鉛水管尚未汰換，這些輸送自來水的水管所釋出的鉛，讓我們不知不覺喝下肚，也是一大隱憂。

根據歐美研究，使用老舊鉛水管的地區，兒童智能不足的情況相對嚴重。一九九〇年高雄醫學院附設醫院也曾調查高雄市九〇〇多名小學學童的血鉛濃度，發現鉛濃度越高者，學校成績越低，尤其是語文和社會科最為明顯，平均血鉛濃度上升三微克，成績就退後一名。同時，鉛也被證實與高血壓、高尿酸與不孕症有密切關連，因此國際間早有共識，鉛的含量無安全範圍，越低越好。

此外，空氣也是你想不到的室內污染第二大殺手。在我先前著作《別讓房子謀殺你的健康》中便曾提及，與戶外相比，室內的空氣其實更髒更毒。一項調查新竹以北六十六間私人住宅環境的結果發現，台灣住家室內空氣完全合格的只占一三%，其中主臥室的甲醛不及格率超過四〇%，客廳及主臥室的揮發性有機化合物最高，分別達三五・七%與二六・三%，通風差的浴室也高達二三・一%，而廚房中懸浮微粒污染最為嚴重，不及格率達二〇%。

長期接觸甲醛容易引起慢性呼吸道疾病、不孕症、畸形兒、女性月經紊亂，並導致鼻腔、口腔、咽喉、皮膚和血液等各器官罹癌率大增，因而世界衛生組織（WHO）早已將甲醛列為一級致癌物質。此外，國外醫學研究也證實，環境中的總揮發性有機化合物（簡稱TVOC），就是造成局部性腎絲球硬化症的最大元兇。

像這樣，有這麼多的毒素環繞在我們周遭，也難怪負責為人體排毒的腎臟會不堪負荷，讓洗腎人口居高不下！

室內常見 8 大毒素對人體的傷害

甲醛
致癌殺手！且毒氣逸散的揮發量，12 年才會降到安全值

三鹵甲烷
膀胱癌等癌病變，並造成孕婦流產或畸胎

石綿
含毒石綿建材，吸入將導致肋膜癌（間皮癌）、塵肺症、肺癌等，而且潛伏期達 30 至 40 年

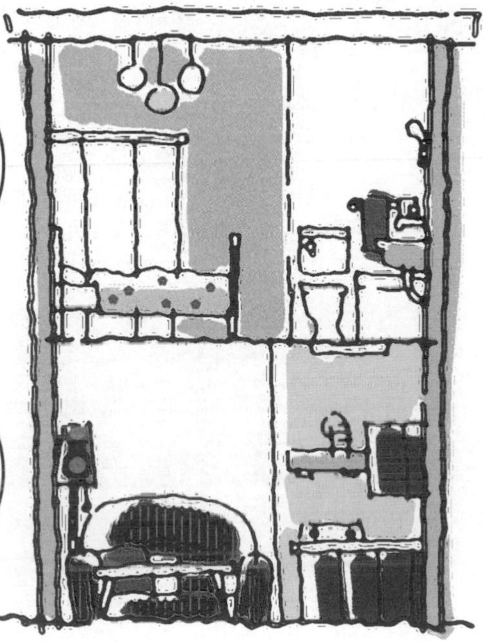

揮發性有機化合物
肺中毒、癌病變

懸浮微粒
心肝肺腎受損和大腦病變

重金屬
水中重金屬（鉛鋅鉻汞砷鎳銅鎘錳等）會在人體累積，將造成腦病變、腎功能障礙等

黴菌
引發氣喘、過敏

氡氣
石材裝潢易含有致病的氡氣，人體吸入後會導致肺癌

台灣尿毒症攀升5大關鍵⑤：捐腎人少，換腎率低

無腎可換，換1顆腎平均要等33年

當一個人腎功能嚴重下降（通常指腎功能低於一○%，或GFR小於一○ml／min／一・七三m²）、腎臟不能有效排除體內代謝廢物及多餘水分或分泌荷爾蒙時，就表示病情已進入終末期，必須接受腎臟替代性治療，也就是透析治療（俗稱「洗腎」，又分血液透析和腹膜透析兩種方式）或腎臟移植手術才行。

前面提到，台灣終末期腎臟病的盛行率在全球數一數二，但腎臟移植率在世界各國中卻敬陪末座。根據美國腎臟病資料系統（USRDS）資料顯示（見左頁圖），腎臟移植率較高的國家如美國、挪威等國家，每百萬人口的腎臟移植率皆超過五十人，且二○一一與二○○七年相較，許多國家的腎臟移植率皆有成長，台灣在此部分雖未登錄，但根據統計，我國於二○○七年與二○一一年的腎臟移植率皆為每百萬人口僅約十人，排名與倒數第七、八名的香港差不多，加上四年來不見成長，也難怪尿毒症患者會再創新高。

為什麼台灣腎臟移植率無法提升呢？曾有某外科教授於媒體公開表示：「腎臟移植率低，是因為腎臟科醫師都要病人洗腎而不

鼓勵換腎。」這個說法想必讓全台的腎臟科醫師哭笑不得。其實，國內器官捐贈風氣低靡，粥少僧多、根本無腎可換。據財團法人器官移植捐贈登錄中心統計資料顯示，二〇一二年全台捐贈腎臟只有一九〇個，但該年度等待換腎人數卻高達六一九九人，換句話說，排隊等待腎臟移植平均要等三十三年。所以不是腎臟科醫師不鼓勵換腎，而是對終末期腎臟病患者來說，在有腎可換之前，透析治療是延長患者生命的唯一方法。

美國腎臟病資料系統（USRDS）2007 & 2011 年全球腎臟移植率統 2

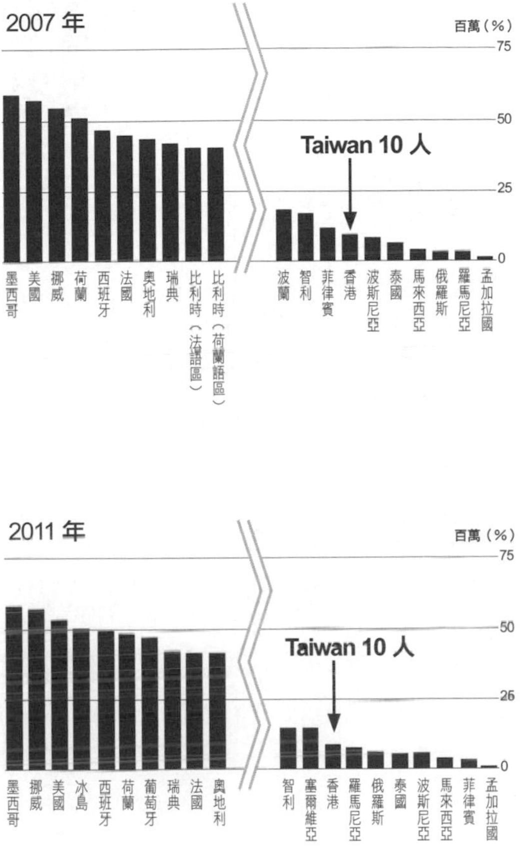

＊台灣的腎臟移植率，2007 年及 2011 年皆為每百萬人口 10 人，排名與倒數第 7、8 名的香港相近，與世界各國相比明顯偏低

2 USRDS Transplant rates, 2007 Figure 12.8 (Volume 2) & Transplant rates, 2011 Figure 12.9 (Volume 2)

提升國內器官移植率，才能真正造福患者

雖然各國都面臨捐贈器官供不應求的窘況，但台灣器官捐贈率跟國際相比，確實低了許多，而主要的癥結在於觀念和制度。

首先在觀念上，器官捐贈可分為大體器官捐贈和活體器官捐贈。為杜絕地下器官買賣風氣，我國規定，活體器官捐贈限提供五等親以內親屬使用，然而我經常遇到原本打算捐腎的親人，卻遭遇另一半或其他家人反對而作罷。大體器官捐贈也一樣。雖然大多數人提到器官捐贈都會說：「這是好事，我贊成！」但如果問：「你願意將自己或親人往生後的器官捐出來嗎？」很多人則再三考慮，無法立即回答。此外，還有些人對器官捐贈存有錯誤迷思，認為同意器官捐贈，醫生就不會盡力治療，或是對腦死定義不了解而認為有救活希望等，種種情況皆讓器官捐贈在國內不易推展。

此外，在制度方面，我國採取的是「指定同意制」，也就是願意捐贈者才需簽署器官捐贈同意卡，雖然符合民主精神，但畢竟人是被動的，許多人雖然願意，卻因為沒想到或沒時間登記，便直接被歸類於不願意捐贈。再加上宗教信仰等觀念影響，有些人即使簽署了器官捐贈同意卡，但最後家屬還是反對而只能作罷，導致國內器官捐贈率始終無法提升。

目前器官捐贈率較高的國家大多採用「推定同意制」，如西班牙、挪威、法國、奧地利、比利時、捷克、土耳其、瑞士、巴西、波蘭等，也就是只要不提出反對，就假設為願意捐贈。其中有部分國家會備註，家屬意

器官捐贈制度分析比較

	捐贈方式	優點	缺點
指定同意制	有意願捐贈者，才簽署器官捐贈同意卡	符合民主精神	不符合人性被動的行為慣性，導致捐贈率低
推定同意制	只要不提出反對，就自動設為願意捐贈	符合民主精神，且符合人性被動的行為慣性，因此捐贈率高	若不願意捐贈人數太多，可能會引起反彈
強迫選擇制	成年就必須做出選擇，並註記在身分證件上	可以選擇，還算符合民主精神	太年輕就必須做決定
強迫徵收制	無論當事人生前或家屬是否同意，皆強制徵收	人民無法選擇，所以捐贈率高	不符合民主精神
器官買賣無管制市場	可買賣器官	器官取得自由化	易出現違反人道行為，剝削弱勢族群生存權

見可凌駕當事人，例如當事人雖被「推定同意」，但若最後家屬反對，仍以家屬意見為主；此法既讓人們擁有自由選擇的權利，又有利器官捐贈的推行，是我認為較好的方法。

證嚴法師曾說：「器官捐贈是慈悲大願的顯現，可以延續個人慧命。」事實上，不只佛教，舉凡基督教、天主教、道教、回教、一貫道等諸多宗教，都認為在人的生命結束時，倘若能捐贈器官延續他人生命，是無私奉獻的大愛之舉。健保署二〇一四年四月公布近十年國內器官移植存活率，腎臟移植三年存活率可達九四%，肝臟移植存活率也有八二%，在在顯示我國移植手術的精進。

每年都有數以千計的人在等待器官移植，期待台灣能與歐美國家同步，推行「推定同意制」器捐，讓無數患者因此重獲新生，使生命更具價值。

名醫小講堂

台灣洗腎品質也是世界第一

透析治療死亡率與花費皆為全球最低

糖尿病患者增加、三高控制不良、愛亂吃藥、環境毒素多、換腎率低等因素，導致我國終末期腎臟病發生率始終居高不下，這問題確實需要全民共同省思。然而盛行率再創新高、洗腎人口持續增加，其實也因為台灣洗腎死亡率很低。

二〇〇三年Goodkin發表於《JASN》（Journal of the American Society of Nephrology）的透析品質（死亡率）調查顯示，台灣血液透析的死亡率只有美國的三分之一、歐洲和香港的二分之一，至於腹膜透析，台灣也僅有六・三一%，一樣低於主要採用腹膜透析治療的香港（見左頁上表）。

此外，台灣不但透析治療的死亡率低，透析治療的費用也是全球最低的。根據World Factbook資料經每人每年國內生產毛額和透析成本校正後所得數據（見左頁中表），台灣透析費用平均為二八〇二三元，花費不到加拿大的三分之一，是全世界最低的；換句話說，台灣的透析治療是用最低的成本創造出最佳的品質（死亡率低）。

身為一名腎臟科醫師，我可以驕傲的說：「台灣腎臟科的透析治療，絕對是可以放眼全球的醫界楷模！」

台灣透析治療用全世界最經濟的成本創造出最佳品質

單位：%

地區 / 透析治療	台灣	美國	歐洲	香港
血液透析	8.15	21.7	15.6	14
腹膜透析	6. 31	-	-	11

＊粗估年死亡率

各國健保制度及透析費用比較

地區 / 費用計算	台灣	中國	新加坡	日本	美國	加拿大	英國	墨西哥
每人每年國內生產毛額	26,700	6,300	29,700	30,400	41,800	32,800	30,900	10,000
國內生產毛額比率 (US = 1)	0.64	0.15	0.71	0.73	1	0.78	0.74	0.24
每人每年血液透析成本	17,900	10,100	24,000	30,600	53,880	68,800	50,750	7,706
血液透析成本（依國內生產毛額轉換）	**28,023**	67,013	33,778	42,075	53,880	**87,678**	68,652	32,211

＊毛額比率以美國作為標竿

台灣透析患者依然可以上班、打工、做家務

	全部透析患者		血液透析		腹膜透析	
	人數	%	人數	%	人數	%
全職工作	4542	**10.9**	3837	10.0	705	21.7
兼職工作	2824	**6.8**	2534	6.6	290	8.9
家務	9668	**23.2**	8817	22.9	851	26.2
學生	174	**0.4**	84	0.2	90	2.8
無工作	1335	**3.2**	1168	3.0	167	5.2
可自我照顧	5863	**14.1**	5639	14.7	224	6.9
需臥床	5904	14.2	5666	14.7	238	7.3
其他	4198	10.1	[illegible]	10.2	286	8.8
未知	7167	17.2	[illegible]	17.6	394	12.1
合計	41675	100.0	[illegible]	[illegible]	[illegible]	[illegible]

台灣的洗腎病人，有61% 可以工作並且不需他人照顧，具有很高的社會賦歸率

可正常上班、不需他人照顧的患者高達61%

非常可惜的是，台灣的透析治療雖然已用最低代價得到最大收益，但由於台灣的腎臟病人數以及需要進行透析治療人數實在太多，所以常被視為負擔，不僅屢屢受到媒體攻擊，健保署更因此凍結不少腎臟科預算，導致許多效果很好的新藥無法獲得給付。目前台灣腎臟科用藥幾乎仍維持在美國十七年前的水平，讓我著實感到無奈。

事實上，台灣的透析治療除了品質好、費用低外，透析患者的住院率也很低，連帶也提高了患者的社會復歸率，換句話說，透析患者接受治療的同時，也能從事日常生活及活動。

根據統計，在台灣，依然可以上班、打工、做家務並且不需他人照顧的透析患者比例高達六一％（見四十五頁下表）；也就是說，台灣的洗腎患者仍然具有「產能」，對家庭和社會經濟皆具有貢獻，並非只有負擔，倘若能獲得更好的治療，勢必可以使產能增加，絕對是值得的投資。

因此，我想趁此機會提出呼籲，期望腎臟科預算能早日解凍，患者若能獲得更好的治療與用藥，便能降低及延緩腎功能惡化，進而提升腎臟病患者的生活品質，從而真正減輕社會經濟負擔。

2 迷思篇 一次破解對腎臟的 8 大錯誤觀念

○✕ 你對腎臟到底了解多少呢？

1 分鐘檢視你的「腎知識正確度」！

以下幾個問題當中，認為正確或符合敘述請打「○」，不正確或不符合敘述請打「✕」，或是依問題勾選出正確答案，每一題得 1 分，最後統計得分。

□ 1. 腎功能差就是腎虧，所以有腎臟病的人最好避免性行為
□ 2. 西藥最好不要長期吃，不然會傷害腎，讓腎壞掉
□ 3. 糖尿病患者得長期吃藥，但藥物傷腎，所以容易造成腎病變
□ 4. 鈣片不能吃太多，不然容易腎結石
□ 5. 一旦開始洗腎，一輩子都得洗腎，所以能不洗腎就不洗腎
□ 6. 類固醇是「美國仙丹」，也是腎炎的首選用藥
□ 7. 低鈉鹽比較健康，對腎病患者也比較好
□ 8. 尿液有泡沫就是尿液中含有①磷 ②氮化合物 ③蛋白 ④以上皆是
□ 9. 哪些腎臟病會遺傳？①腎絲球腎炎 ②多囊腎 ③ IgA 腎病變 ④所有腎病
□10. 哪些人是腎病高危險群？①糖尿病患者 ②抽菸者 ③嚼檳榔者 ④以上皆是

解答

1	✕	2	✕	3	✕	4	○	5	✕
6	○	7	✕	8	3	9	2	10	4

評分

● **總分超過 8 分（含）以上**
你的腎知識相當不錯，請將你豐富的知識化為力量，落實護腎的健康生活習慣。

● **總分在 4 ～ 7 分之間**
大多數人的腎知識水準，為了預防腎臟病上身，請進一步加強腎臟保健知識。

● **總分在 3 分（含）以下**
你的腎知識相當貧乏，且受到很多錯誤迷思影響，建議好好研讀本書，從頭開始認識腎臟吧！

迷思① 腎虧就是腎功能差嗎？

中醫有所謂「腎虧」、「腎虛」、「敗腎」等說法，指的是陽痿等「性功能障礙」，因此許多男性總是對腎功能「斤斤計較」。只要一提到「補腎」就興致高昂，甚至刻意忽視尿液混濁、泡泡等腎病症狀，能不做檢查就不做，擔心被貼上「腎虧」標籤，成為「不行」的男人。

腎功能異常或病變不一定是腎虧

事實上，中醫的「腎虧」與腎功能好壞根本是兩回事。中醫講的「腎」和西醫講的腎臟「Kidney」是不同的，中醫說的「腎」，涵蓋生殖泌尿系統、內分泌系統、免疫系統、腦下垂體及腎上腺軸等，是多功能的總稱。而腎虧的原因更包含藥物、內分泌、血管、神經，甚至心理等五花八門因素。只可惜大多數人不知其義，以為腎虧、腎虛、敗腎就是腎功能不好，導致明明有異樣也不願就醫，這是國人常見的錯誤迷思之一。

我有很多腎衰竭的病人雖然必須定期洗腎，但還是和一般人一樣可以有正常的性生活。因此，一旦懷疑腎臟有異樣，或是腎臟相關檢查結果異常，都應盡速就醫做進一步

中西醫看「腎」大不同

	西醫	中醫
腎的定義	身體單一器官，也就是腎臟。位於人體腰部腹膜腔後方，左右各一，形狀宛如蠶豆，且右腎所在位置較左腎稍低	為全身多個系統功能的集合，包含生殖泌尿系統、內分泌系統、免疫系統、腦下垂體及腎上腺軸等。所謂的「腎氣」，指的是這些系統的功能狀況
腎的功能	1. 過濾體內多餘水分、代謝廢物和有害物質，形成尿液排出 2. 維持體內水分與鈉、鉀、氯、鈣、磷、鎂等電解質的平衡 3. 重要的內分泌功能，分泌有紅血球生成素、活性維生素丁（維生素 D_3）、腎素、血管張力素及前列腺素等，影響人體造血、骨骼、血壓等功能 4. 為多種荷爾蒙的重要代謝器官，維持體內環境穩定，使新陳代謝正常進行	1. 腎藏精：也就是人體的生殖能力以及生命活動力，並會影響成長發育 2. 腎主水：人體水液的代謝和排泄 3. 腎主骨生髓：骨骼的生長發育，以及骨髓的生長與造血 4. 腎主髮：影響毛髮的豐盛度與光澤度 5. 腎主納氣：即吸氣，中醫認為「肺主呼，腎主吸」，所以腎氣不足便容易上氣不接下氣
常見疾病	急性腎炎、慢性腎炎、腎病症候群、慢性腎功能不全、慢性腎衰竭等	腎氣不足（腎虧、腎虛）、腎陽不足（腎陽虛）、腎陰不足（腎陰虛）、腎氣不固等

檢查，以免拖到最後，因腎功能嚴重衰竭導致荷爾蒙分泌異常，對性功能就真的大有影響了。

想靠吃藥補腎，恐怕越補越大洞

有些罹患腎功能障礙的男性患者，會私下告訴我，他們的腎功能問題可能是「房事太操勞」的關係。當我詢問患者為何會如此推測時，才驚覺有不少患者相信房事太多會傷腎耗精，為了怕日後「敗腎」，所以吃了不少草藥「補腎」，讓我不禁啼笑皆非。如我先前所說，中醫指的「腎虧」與西醫的「腎功能」並不相同，如果男士們為了怕房事過多引發「敗腎」，而吃了一堆來路不明的補品或是草藥，反而可能提高腎臟損傷的風險。

迷思② 小便有泡泡或混濁就是腎不好？

尿尿有泡泡或混濁，不一定就是蛋白尿

健康的人，尿液中應該只有身體不要的代謝物或毒素，而不應該有蛋白質之類的營養素，就算有，分量也極少。一旦尿液檢查時，發現尿中含有過多蛋白質，就代表腎臟可能已經有問題了，應立即追蹤檢查，進一步了解蛋白尿的成因。

尿液是否含有過多蛋白質，通常可以從尿液的外觀看出端倪，包括尿液變得混濁、泡沫多且不易消退，因此一般也將蛋白尿稱為「泡沫尿」；不過，並不是所有的混濁尿、泡沫尿都是蛋白尿，因為脫落的表皮細胞、柱狀細胞或是結晶、白血球等物質，也會使尿液變得混濁。而且腎臟是排除蛋白質代謝產物的主要器官，假如前一天晚上吃了太多肉或蛋等高蛋白食物，也會造成尿液中磷酸鹽增加，尿液容易出現泡沫。

所以，如果發現尿液混濁或有泡沫時，請先別緊張。建議先等十五秒，因為蛋白尿的泡沫較細、較持久，若十五秒後泡泡還是蓋滿水面，就可能真的是蛋白尿，這時就需盡快就醫檢查。

假性、生理性、病理性蛋白尿常見原因

	說明	常見原因
假性蛋白尿	並非真的蛋白尿，而是因人為誤差所造成	**檢驗室誤差** 例如尿液檢體擺放太久，導致尿液沉澱並產生白色混濁
		尿液受污染 尿液受到其他物質污染，常見的污染物質如組織液、血液、月經、分泌物、精液、前列腺液、尿道發炎分泌物、淋巴液等
生理性蛋白尿	健康的人偶爾尿液中會出現微量尿蛋白，屬於正常現象	**功能性蛋白尿** 劇烈運動後、發燒、急性感染、突然暴露於寒冷的環境、壓力大、月經、心臟衰竭、癲癇發作等狀況或不明原因，會出現暫時性蛋白尿
		體位性蛋白尿 因個人體質不同，有人只要長時間坐著或站著，就會出現蛋白尿
病理性蛋白尿	24 小時尿液中蛋白質總量超過 200 毫克，便表示腎絲球或腎小管可能已經受損，為疾病所導致的蛋白尿	**腎小球性蛋白尿** 凡能引起腎小球濾過膜通透性增加的疾病（如各種腎小球疾病、糖尿病腎病），因可促進腎小球濾液中的蛋白增多並超過腎小管的重吸收能力，而出現以白蛋白為主的蛋白尿
		腎小管性蛋白尿 由於間質性腎炎、止痛藥、慢性鎘中毒引起的腎小管損傷，或是各種先天性代謝缺陷等疾病引起腎小管功能缺陷，導致腎小球重吸收蛋白的能力下降，而出現蛋白尿
		分泌性蛋白尿 腎組織本身可分泌含蛋白（如腎小管分泌 Tamm-Horsfall 黏液蛋白）的物質進入尿中所引起的蛋白尿，稱為分泌性蛋白尿
		溢出性蛋白尿 血液中有異常蛋白質，可經過腎小球濾出，但由於溢出量過多，腎小管不能完全將其吸收，因而產生了蛋白尿
		組織型蛋白尿 正常尿液中只含有很少量的可溶性組織分解代謝產物，屬於小分子量蛋白，但這些蛋白會在患病時（如發炎或腫瘤）增加，而產生組織型蛋白尿

飲食、勞累、劇烈運動也會導致生理性蛋白尿

還要提醒各位，就算檢驗結果證實是蛋白尿，也還不能斷定是腎臟出問題。因為健康的人有時也會排出含微量蛋白的蛋白尿，尤其是站太久、太勞累、攝取過多肉類、劇烈運動或發燒時，這種狀況稱為「生理性蛋白尿」；此外，當尿液受到污染或是檢驗室不小心將尿液檢體放太久，也會造成檢驗結果出現誤差，而有「假性蛋白尿」情況出現。總之，一旦出現蛋白尿，最好盡快進一步詳細檢查，才能確定真正原因。

尿蛋白結果「+」的數值和腎臟功能好壞無關

一般尿液檢查結果，常可見到一到四個「+」標示，如「++」、「++++」等，由於「+」字表示尿蛋白含量，所以一旦出現太多「+」，易讓人誤以為腎臟出了大問題。其實，尿蛋白檢測的「+」標示，只代表尿液中蛋白質含量的多寡，但含量多寡與腎臟功能的好壞無關。有時輕微病痛所造成的腎發炎，尿蛋白含量可能就高達「++++」標準，但腎臟硬化、新月形腎絲球症等嚴重腎臟疾病，尿蛋白含量並不多，可能只達「+」或「++」的標準而已。因此檢查結果發現蛋白尿時，必須同時搭配尿素氮、肌酸酐與腎臟超音波檢查，或調整作息重新驗一次，才能排除假性和生理性因素。

蛋白尿的檢測方式很多，以「+」標示的檢測方式為試紙檢驗法，雖然方便快速，但敏感度不足、容易出現誤差，而且只能偵

測白蛋白含量多寡，無法得知一天的蛋白質排泄量，所以只用於一般檢查。目前較精準的方式是二十四小時尿液收集檢驗法和單次尿液肌酸酐比值評估法。前者需收集二十四小時的尿液，混合後測得單位體積的蛋白質濃度，再乘上總尿液體積，以獲得一天內排泄的蛋白質總量。後者則是收集單次尿液樣本，用尿液中蛋白和肌酸酐的比值來推算總蛋白量，專一性很好（即容易分辨是否病理性蛋白尿），是目前最被學界接受的方式。

如何成功收集「24 小時尿液」

收集「24 小時尿液」聽起來不難，事實上，24 小時內的每一滴尿液都要完整收集而且不受污染，執行起來並不容易，也因此常出現誤差。假如你需要收集 24 小時尿液，記住以下 4 個要訣，可以幫助你一次成功收集。

①設定時間
例如決定今天早上 8 點開始至隔天早上 8 點為止的 24 小時

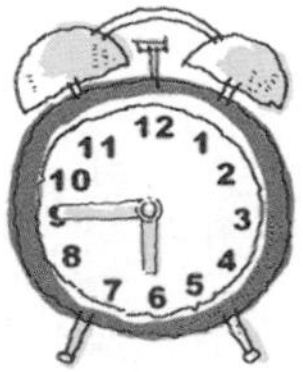

②開始時間進行第一次排尿
準 8 點將尿液排空、丟棄

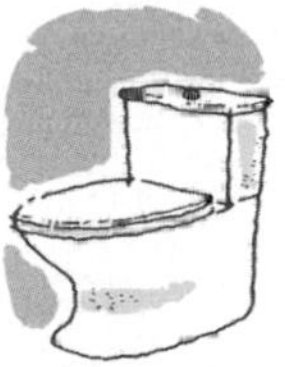

③完整收集 24 小時尿液
每次排尿都要收集，收集時避免污染

④結束時間進行最後一次排尿
隔日 8 點準時將尿液排空、收集

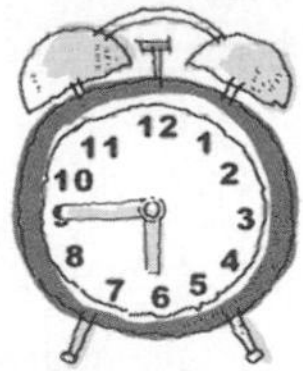

注意事項：

1. 收集過程要完整，尤其是開始時間第一次排尿和結束時間最後一次排尿，必須將尿液排空
2. 有些人排尿時會同時排便，而導致糞便污染尿液，收集時務必小心

迷思③ 長期吃西藥會傷腎？

慢性病用藥無腎毒性，任意停藥讓病情惡化反而更傷腎

在台灣，幾乎人人都有自行購買成藥服用的經驗，藥物濫用問題相當嚴重。弔詭的是，根據國民健康署調查，高達五四%的民眾認為「長期吃西藥會傷腎」，因此幾乎每一個有高血壓、心臟病、糖尿病等慢性病而必須長期服藥的病人，因為擔心長期服藥可能導致腎衰竭，在「搞不好吃藥比不吃藥還糟糕」的錯誤迷思下，擅自減藥或停藥，結果不僅造成原有的疾病惡化，連腎臟也跟著受到損傷。

其實，目前所有慢性病控制藥物，經過幾十年的長期監控，都已證實沒有任何腎毒性，慢性病患者大可安心服用，反倒是減藥或停藥會使原來的病況失控而造成危險。

尤其是糖尿病、高血壓的藥物，除了可以降低血糖及血壓之外，還可以預防這些疾病引起的腎病變（已知只有高血壓藥物「血管張力素轉化酶抑制劑」，若用於心衰竭的高血壓患者，有時會引起尿毒素升高，但是長期來說對腎功能還是有益的），否則一旦病情未能良好控制，反而會引發腎病變而真的把腎臟弄壞了。

拿藥很方便，小心便無災

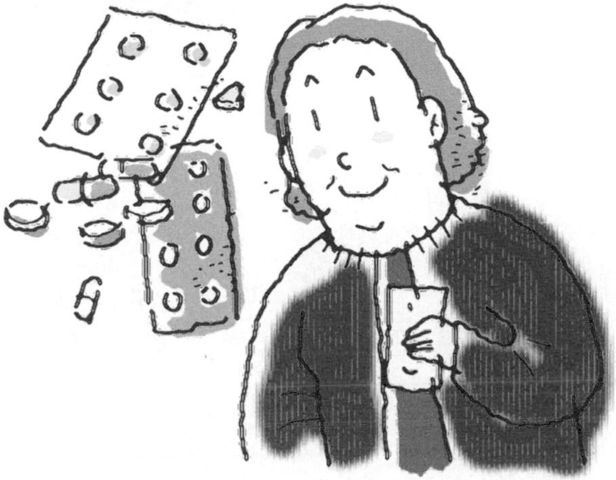

▲ 服用藥物前一定要清楚藥名、藥效、使用方式、服用時間和注意事項

臨床上，我遇到過很多有這種錯誤心態的病人，往往以自己經驗判斷，認為是「長期吃藥才導致腎衰竭」，殊不知腎損傷是自己未能控制好糖尿病或高血壓所致，完全是本末倒置。

小心多科就診藥物重疊，拿藥務必清楚服用次數與劑量

雖然慢性病用藥已經過長期監控可以安心吃，但有一種狀況必須特別注意，那就是很多上了年紀的中老年人，經常同時看好幾科門診，假如每一科拿三種藥，一天下來，服用的藥物總量就相當驚人。又如果並非在同一院所就醫，醫師根本無從得知你同時吃下那些藥，於是容易忽略藥物交互作用所帶

來的後遺症。

另一個問題是，每種藥的服用方法與顆數都不一樣，常有病人一不小心就吃錯了。臨床上，曾有病人回診時對我抱怨說：「醫生，你上次開的藥有一種不夠吃，其他的藥都還有。」仔細一問，才知道他把一天一次的藥當成三餐服用了。所幸，他在回診時有主動提起，醫師才能提醒他正確用法。

但有些病人並沒那麼幸運。曾有一個病人把一天一次的降血壓藥吃成一天三次，結果第二天心跳降到每分鐘不足四十，導致頭暈目眩被送到急診室急救，差一點就要插上節律器。還有另一個病人把兩種一天只需服用一次的利尿劑當成三餐服用，四天後造成急性腎衰竭休克，差點因此喪命。

如果你必須同時服用不同科別的藥物，務必讓每個醫師都清楚你正在服用哪些藥，這部分在第七章「解析腎檢查，讓你知己知彼保健康」中會詳細說明。

此外，每次拿藥一定要看清楚每日服用次數以及每次服用劑量，即使是慣常服用的藥，也可能會突然更改次數或劑量，更需加倍小心。如果不清楚的話，最好當場詢問藥師或醫師，若是回家後才發現，也可打電話回醫療院所問清楚。目前大多數的醫療院所都會提供免費藥物諮詢服務，千萬不可以含糊將就吃，否則很容易吃出問題。

迷思④ 吃太鹹腎臟會受損，所以選低鈉鹽比較好？

鈉是人體重要電解質，太多太少都不好

很多人都知道，腎臟病患者不能吃太鹹，也就是要忌鹽，因為鹽會使腎病患者的水腫惡化，血壓也不易控制。可是食物裡不放鹽，不但沒有鹹味，連甜味等重要味覺都不對了，患者可能因此沒有胃口而營養失衡，如此一來，不但影響病情，甚至還衍生感染等併發症。因此，很多腎病患者會選擇低鈉鹽、無鹽醬油或薄鹽醬油，認為這樣不但不影響食慾，也不會造成水腫，可說是兩全其美。但這樣的選擇真的是對的嗎？

首先大家要了解味覺中的「鹹」是怎麼來的？會讓味覺產生鹹味的成分，主要是鹼金族元素（鋰鈉鉀銣銫鍅）與鹵素（氟氯溴碘砈）的化合物，而一般食鹽的主要成分為氯化鈉，所以會讓人覺得鹹。

對人體來說，鈉是重要的電解質成分之一，作用在調節體內的水分平衡、酸鹼平衡、負責神經傳導、肌肉收縮等。鈉雖然重要，但也不能過多，假如鈉太多，人體為了稀釋鈉的濃度，就會透過口渴需求來增加水分攝取，並讓水分滯留體內，以便暫時沖淡鈉的濃度，最後再藉由排尿將多餘的鈉和水分排出而達到平衡。然而，整個過程不但會水腫，

還會增加循環血量和交感神經反應，導致血壓攀升。

低鈉鹽的鉀含量高，腎功能不佳者吃了更要命

由於我們吃的食物中多半都含鈉，所以正常情況下，人體並不缺鈉，反而容易因重口味而有鈉攝取過量的問題，長期下來就會導致高血壓。為了減少鈉的攝取，鹽商就使用另外一個鹼金族的元素來代替鈉，製成所謂的「低鈉鹽」。市面上許多食品也紛紛以低鈉鹽取代食鹽推出健康訴求的新產品，部分的無鹽醬油或薄鹽醬油便是如此。

然而，低鈉鹽用來代替鈉的鹼金族元素是「鉀」。鉀和鈉一樣，是人體所需的重要電解質，可以使腎上腺素抑制鈉離子含量，幫助身體排除過多的鈉，但和鈉一樣，不能過少也不能過多。攝取過多的鉀，會造成嚴重肌肉癱瘓以及心律不整，人體為了避免這種情況發生，便會讓腎臟以尿液形式將過多的鉀離子排出體外。不過，腎病患者常有鉀離子排泄的困難，這時如果吃低鈉鹽，反而會讓體內血鉀升高，不僅易引發心律不整，嚴重時還可能會使心臟停止。

我在第一章就已提過，全台腎病患者估計大約有二〇〇多萬，其中有九六％的人根本不知自己的腎臟已經出問題，加上處於「潛伏期」、「沒有腎病但腎功能已下降中」的人，更不知有多少。

衛福部曾針對台灣地區食品營養成分進行調查，發現一般食鹽含鉀量為〇，但低鈉

腎功能不佳患者，更不可以吃低鈉鹽

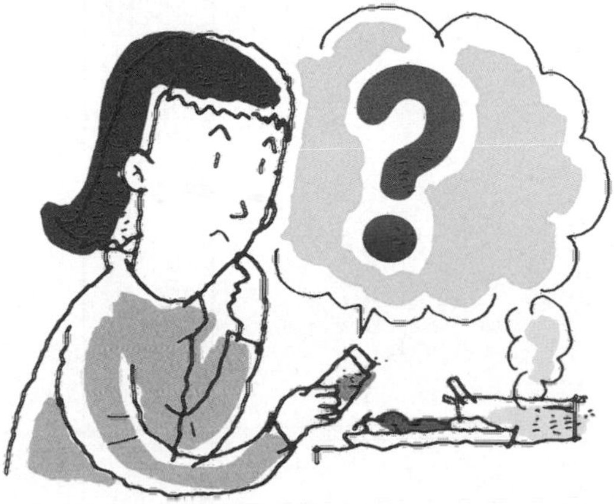

▲ 低鈉鹽有高含量的鉀，腎病患者不宜食用，否則易引發心律不整，甚至使心臟停止跳動

鹽每百公克的鉀含量，卻高達二六〇〇〇多毫克；一般醬油含鉀量約四一七毫克，無鹽醬油的鉀含量卻高達二六七二毫克。這麼高含量的鉀，絕對是腎功能不佳的人所無法負荷的。

其實，人類的味覺很容易受騙，如果要有鹹味又不要有鈉或鉀，可以考慮使用胺基酸無鹽醬油，或是直接減少食鹽及醬油攝取量，才是最好作法。

迷思⑤ 鈣片吃太多，容易形成腎結石？

不過，我在前作《吃對保健食品！》一書中提過，鈣是國人最需要補充的十大保健食品之一，根據中華民國國民營養調查發現，國人每人每天平均鈣質攝取只達建議攝取量的一半，所以千萬不可因噎廢食，因為怕腎結石就不補充鈣質。

依照最近十年來的研究，補充鈣不但不會增加結石反而會降低結石的機會，因為鈣在腸道中會結合食物中的草酸、磷酸等結石的組成物質變成不溶解、不能吸收的化合物由大便中排出，反而降低了尿液中排泄草酸、磷酸的濃度，從而避免尿液因為過飽和而產生沈澱，生成結石。

錯誤補鈣，小心越補越大洞！

國內曾經調查發現，約六二%的民眾認為鈣片吃多了容易腎結石，但也有另一派說法認為，吃鈣片和腎結石無關，到底真相是什麼呢？

答案是：「吃鈣和腎結石確實有關。」不少人擔心自己營養不均衡，每天「認真」吃多種保健食品，臨床上發現，「越補越大洞」的人不在少數。我曾有個病患為了避免骨質流失，按著包裝上註明的服用劑量連續吃兩個多月，結果出現銅中毒，同時肝功能也出現異常。

注意！高草酸＆高磷酸的食物有……

高草酸食物	蛋豆魚肉類	罐頭豆類、豆腐、綠豆
	全穀根莖類	番薯
	蔬菜類	菠菜、芥蘭菜、綠芥菜、甜菜、青椒、芹菜、水芹、韭菜、茄子、南瓜類、黃秋葵
	水果類	烏梅、葡萄、藍莓、橘子
	飲料類	茶、可可
	其他	巧克力、可可粉、蔬菜湯、番茄湯、含果皮製成的果醬、花生奶油、番茄醬、水果蛋糕、豆渣餅
高磷酸食物	蛋豆魚肉類	蝦、內臟、蛋黃、牛奶、豆類、堅果類
	全穀根莖類	小麥胚芽、麥片
	蔬菜類	香菇
	飲料類	茶、可可、碳酸飲料
	其他	巧克力、可可粉、果汁粉

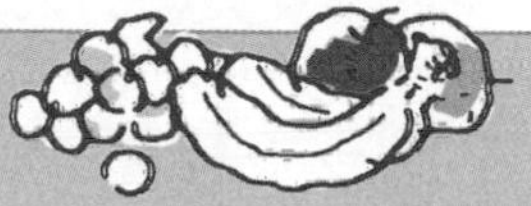

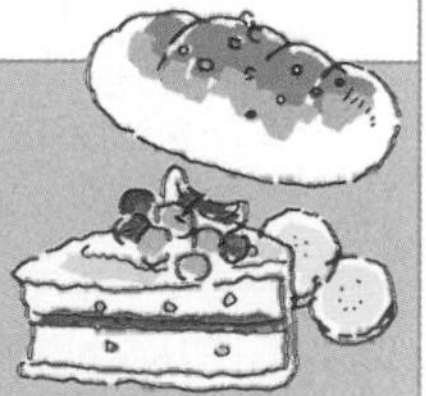

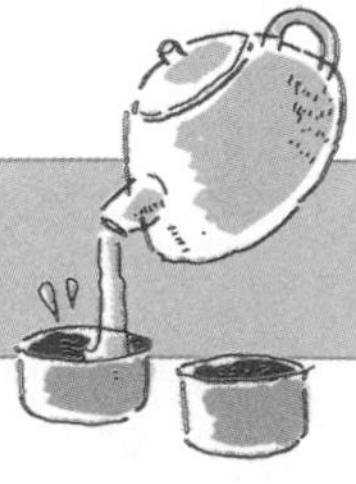

計算攝取總量，聰明補鈣不怕腎結石

想聰明補鈣，關鍵就在攝取劑量。首先，如果服用的保健食品不只一種，例如同時吃鈣片和綜合維生素，就可能會吃進過量的維生素D跟鈣，造成腎結石、鈣化，甚至腎衰竭。因此若服用保健食品，建議將營養素列表計算總攝取量，向營養師、醫師徵詢正確使用方式。

此外，腎結石大多由草酸加鈣或磷酸加鈣結合形成，所以不只要注意鈣片，還要注意日常飲食。生活中常見的高草酸或高磷酸食物不少，前者如菠菜、苜蓿芽、番薯、李子、巧克力、花生等，後者包括杏仁、核桃等堅果，以及酸奶、茶葉等。除了要避免和鈣片同時服用，攝取量最好也跟著調整，例如每天補充鈣片的人，牛奶的飲用量就要減半，同時要多喝水，平均一天至少喝一五〇〇到三〇〇〇毫升以上的水，提高排尿頻率，避免結晶體存在尿液中。

當然，喝的水也很重要，如果是容易結石的體質，最好避免常喝礦泉水。曾有一名在中國經商的男子，因為對當地飲水衛生有疑慮，所以天天買礦泉水喝，沒想到咽喉腫脹到連吞口水都會痛，檢查才發現是唾液結石。此外，坊間的鈣成分可分為碳酸鈣、檸檬酸鈣、乳酸鈣等多種，如果已有腎結石問題，檸檬酸鈣會是較好的選擇，但注意不可跟含鋁制酸劑一起服用。

鈣是維持人體正常生理機能的重要元素，美國營養學家甚至認為，「缺鈣是人體各種病源的主因」，所以我還是要再度強調，千萬不要因為怕結石就不補鈣。

迷思⑥ 腎病會遺傳嗎？哪些人是腎病高危險群？

成人多囊腎會遺傳！一等親屬機率達50%！

腎臟疾病一向被視為慢性疾病，被認為和血壓、血糖、環境與藥物有關，但事實上，有部分腎臟病是會遺傳的，這一類腎臟病可稱為遺傳性腎病或先天性腎病，通常在青少年時期就會發病。早期一般無自覺症狀，大多僅爲無症狀蛋白尿和持續性血尿，病情持續緩慢進展，等發現時，病情往往已經很嚴重了。加上目前遺傳性腎病尚無有效方法可阻止其病變發展，只能藉由遺傳諮詢來避免此病發生，因此，早期發現、明確診斷和及時治療是相當重要的。

遺傳性腎病致病基因在體染色體上，病人一級親屬（父母、手足和子女）有五〇%的機率會罹患此病，男女均可能發病，往往連續幾代都有患者。

記得兩年前曾看到一則中國醫藥新聞，一名患者發現多囊腎，由於多囊腎是遺傳性疾病，醫生也為他的家族成員做了檢查，結果發現他的母親、姨媽、兩個妹妹、一個弟弟，全家高達六人患有多囊腎。所以一旦家族中有人患有遺傳性腎病，家族成員都應至醫院篩檢，並持續追蹤到至少三十歲，才能停止追蹤。

小心！慢性腎臟病有８大高危險群

每個人都可能罹患慢性腎臟病，尤其是八大高危險群，更應該特別注意。這八大高危險群分別是：

❶糖尿病患者（高血糖）

血糖過高會造成血管病變，也會影響腎臟的血流量，進而影響腎功能。根據統計，洗腎病患約有四五％是由「糖尿病腎病變」所引起。

❷高血壓患者

血壓過高會導致腎絲球體的微血管壓力升高、受到傷害，最後導致入球小動脈硬化而損傷腎臟。

❸高血脂患者

腎臟是過濾血液的器官，受血液影響很大，如果血液含有許多脂肪（膽固醇），就會變得混濁，使腎臟受到傷害。

❹痛風患者

血液的尿酸濃度過高時，尿酸會沉積在腎組織內，影響腎功能。

❺65歲以上老年人

因身體器官較易退化，需格外注意。

❻藥物濫用者

長期濫用止痛消炎藥物，或是標示不清的草藥或偏方，都會影響腎臟的功能。根據統計，常吃藥的民眾罹患腎臟癌的機率是一般人的一・六倍。

❼有家族腎臟病史者

家族中若有人患腎臟病，得到腎臟病的機會較高。

家族若有人罹患先天性腎臟病，建議全家都應就醫篩檢

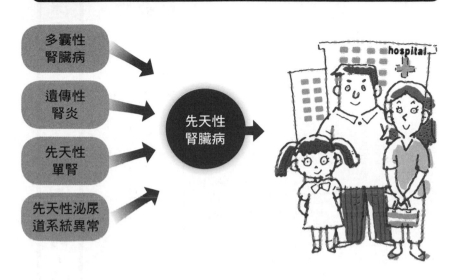

❽抽菸、嚼檳榔者

不少人以為吸菸、嚼檳榔只會影響肺臟與口腔健康，其實吸菸、嚼檳榔也會傷害腎臟。其中吸菸會傷腎小管，增加蛋白尿，使腎絲球過濾功能下降，檳榔會放石灰，裡面含有乳鹼，也會造成腎臟鈣化導致腎臟病或尿毒症。

假如你是以上八大高危險族群，萬一出現疑似症狀而到醫院檢查後發現異常，一定要每三個月定期回診，進行量血壓、驗尿、驗血（Cr肌酸酐指數）等三種檢查，讓醫護人員隨時掌握病程發展。

迷思⑦ 一旦開始洗腎，就得洗一輩子嗎？

只要恢復腎臟機能，就可以停止洗腎

在被告知要洗腎的時候，很多患者和家屬都會十分惶恐，認為「一旦開始洗腎，就得洗一輩子！」因而排斥治療。在我的臨床經驗中，估計有三成患者一聽要洗腎就不再回診，因而延誤治療，增加感染併發症的機率，嚴重時甚至因此死亡。

曾有一名三十二歲的病患，就診時血中肌酸酐高達一四mg／dl（正常值為〇•五至一•三mg／dl），連續二次門診都建議病患要立即洗腎，但病患卻不再回診，半年後因

便血住進加護病房，且合併發燒、意識不清等症狀，四天後便過逝。像這樣因為對洗腎有所誤解，年輕生命就此消逝的例子，讓身為腎臟科醫師的我，著實感到難過與無奈。

一旦洗腎，就得洗一輩子嗎？其實不一定。以急性腎衰竭來說，因為腎臟受損的時間不長，在數次洗腎後，腎功能就會逐漸恢復，也就不需要繼續洗腎。即使是慢性腎衰竭，洗腎一段時間後，還是有機會使腎功能恢復到足夠代償清除廢物的程度，進而停止洗腎。因此，洗腎室每個月會幫病患進行例行性的腎功能測定，除了監測洗腎品質外，也可藉此了解病患是否可以不用繼續洗腎。

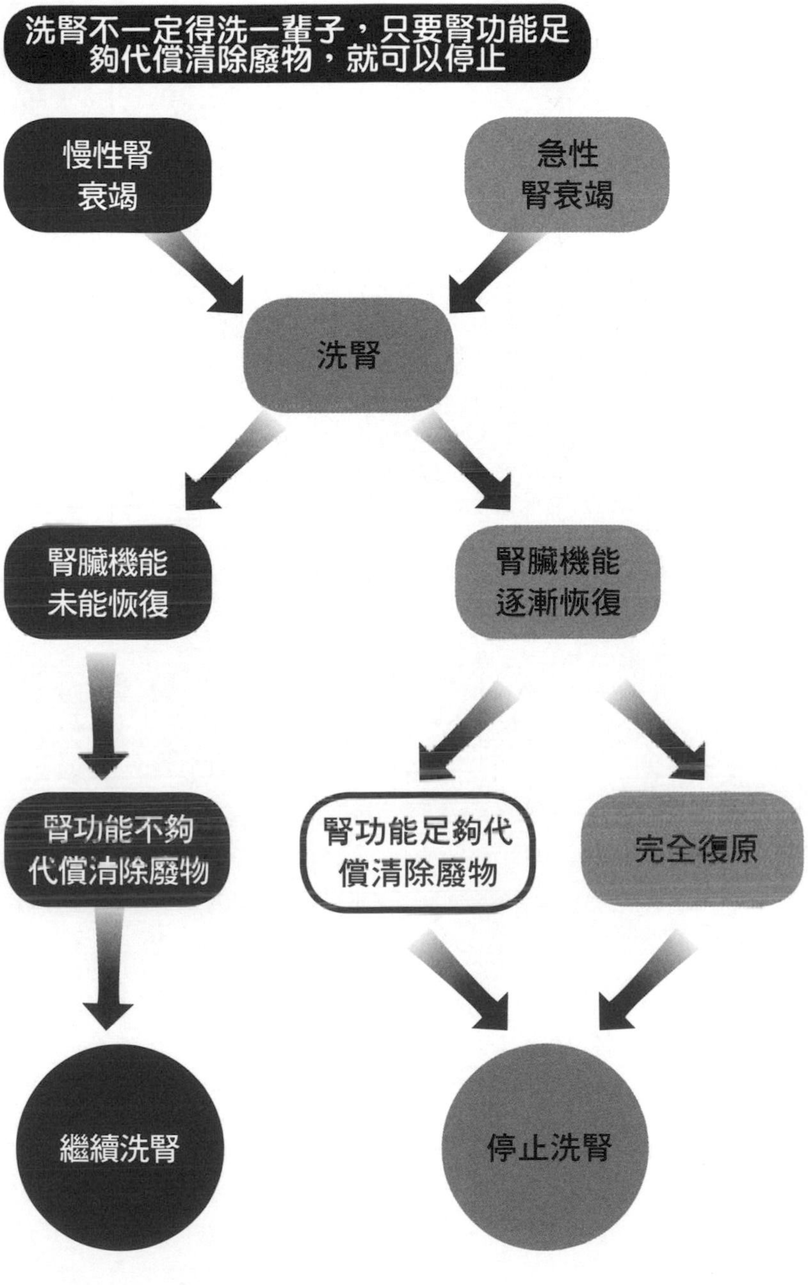
洗腎不一定得洗一輩子，只要腎功能足夠代償清除廢物，就可以停止
慢性腎衰竭
急性腎衰竭
洗腎
腎臟機能未能恢復
腎臟機能逐漸恢復
腎功能不夠代償清除廢物
腎功能足夠代償清除廢物
完全復原
繼續洗腎
停止洗腎

越早發現，停止洗腎的機率越高

其實無論洗腎後腎臟機能是否能逐漸恢復，當醫師建議患者洗腎，就表示肌酸酐、尿素氮及肌酸酐廓清率等數值已達警戒線，患者的腎臟無法負荷身體的代謝，再不透析就可能導致免疫力下降，產生其他併發症甚至危及生命。換句話說，洗腎其實是在為病人「保命」。

的確，臨床上很多洗腎的病人，一生都得持續洗腎，這是因為這些患者多是慢性腎衰竭患者，不但病情控制不好又加上發現太晚，所以洗腎時腎臟大多已經萎縮，有些體積甚至已萎縮到不到正常人的八分之一。

一般尿毒症狀發作時，殘餘腎功能多已是每分鐘小於十毫升（正常人每分鐘一二〇毫升），也就是腎臟再也撐不下去了，而洗腎只是代替已經無法工作的腎臟執行它的工作而已，也就是所謂的「替代性療法」。換句話說，人們之所以認為「一旦洗腎就得終身洗腎」，原因與洗腎本身無關，真正的原因在於「發現太晚」，腎臟已有九成宣告陣亡的關係。

所以，一旦發現有腎臟病，病情的掌握與控制非常重要，即使必須洗腎，發現越早，停止洗腎的機率也越高。

迷思⑧ 治療腎病千萬別吃類固醇？

類固醇療效快，被譽為美國仙丹

「醫生，你開的藥裏面是不是有類固醇？」、「聽說類固醇吃多了不好，我可不可以不要吃類固醇？」許多患者一聽到類固醇，簡直是「聞類固醇而色變」，有些患者甚至私底下將藥量打折，能少吃一次就少吃一次，結果卻造成病情起伏不定甚至惡化。

類固醇是一種人工合成的荷爾蒙，與人體內腎上腺皮質所分泌的皮質醇（腎上腺皮質類固醇）具有相等功能。而皮質醇具有維持血壓及心臟血管功能、減緩免疫發炎反應、對抗胰島素代謝葡萄糖的能力，並可調節蛋白質、醣類及脂肪之新陳代謝，是人體維持生命所需的必要激素。

由於類固醇有非常廣泛的生理作用，所以臨床運用非常普遍，像是發炎性疾病，如紅斑性狼瘡、皮肌炎、多發性肌炎、腎絲球腎炎、發炎性關節炎、硬皮症等自體免疫疾病，以及氣喘、過敏性疾病、頑固性溼疹等，幾乎無所不包，且由於治療效果有立竿見影之效，所以又有「美國仙丹」的稱號。

類固醇是腎炎治療首選藥物，擅自停藥是使用大忌

類固醇是仙丹還是毒藥？得看使用方式是否正確

雖然類固醇治療的效果明顯，長期服用卻容易引起皮膚變薄、紫瘢、四肢瘦小、腹部肥大、肌肉無力、骨質疏鬆、骨頭壞死、消化道潰瘍、水牛肩、月亮臉、高血壓等副作用，正因為早年有許多人濫用而出現嚴重副作用，所以現在人們一聽到類固醇就倍感憂慮。其實類固醇的副作用雖多，但只要謹慎使用，它就是治病救人的仙丹，例如腎臟病的治療就常需要大量且長期使用類固醇，尤其是大部分的腎炎，類固醇更是首選藥品。加上腎臟病使用類固醇時間很少超過九個月，比較少引起嚴重的併發症（例如：骨頭壞死）。

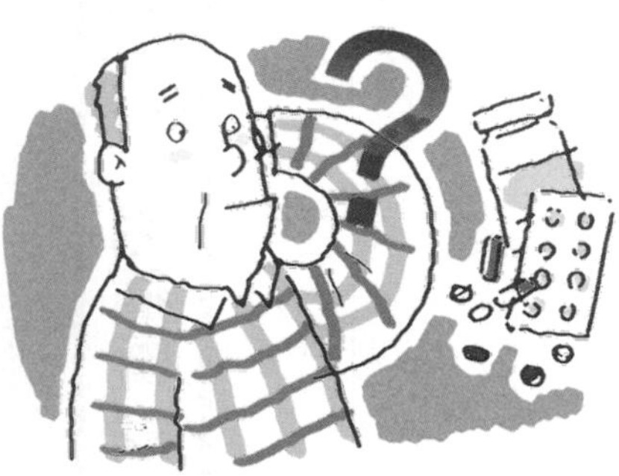

▲ 醫師會視病患症狀做最恰當的決定，因此，若接受類固醇治療，切勿擅自停藥

那麼類固醇到底該如何使用才正確呢？通常醫師給藥時會掌握幾個原則，例如盡量縮短使用期、盡量避免一日內多次使用、盡量早上服用、緩慢減量等，而患者最該注意的就是「不可擅自停藥」，因為類固醇只要服用超過一周，就會抑制服用者體內的副腎上腺，所以要停止服用類固醇，必須緩慢減量，到完全停藥有時須長達數個月之久。假如突然停藥，可能造成急性副腎上腺分泌衰竭，輕則嘔吐，嚴重時甚至會致命。許多病患在治療過程中，因害怕副作用而自行停藥，卻剛好觸犯類固醇療法的最大禁忌，同時也讓類固醇蒙上不白之冤。

名醫小講堂

錯誤迷思，只會害人喪命！

「洗腎」迷思，容易延誤治療時機

為了補腎或治療腎病，很多人會相信廣告或親友的口耳相傳、口碑推薦，去服用一些標示不清的進口藥品或是草藥，甚至接受某種特殊的治療方法，花了許多冤枉錢，結果非但沒有效果，甚至連健康都賠了進去。為何會如此？我想主要原因是民眾無法判斷怎樣才是真正對腎臟有益的作法。

本章所提到的八項常見腎臟保健疑惑與迷思，都是我臨床上經常遇到及聽到的現況；其中最讓我擔憂的，就是人們對「洗腎」的迷思。太多人有「一旦洗腎，一輩子就完了」的想法，因此延誤治療時機。這樣的迷思，不再只是錯誤觀念，而是真的可能害人喪命的危險思維。

真實故事——加護病房的10歲小妹妹

還記得十幾年前，有個從小兒科轉診來的十歲小妹妹，她因罹患紅斑性狼瘡（思樂醫），腎臟嚴重受損，不僅全身浮腫，連肺部也嚴重水腫，呼吸都有困難。其實她的父母在數月前得知診斷後，因為發現沒有痊癒的希望，於是開始服用偏方，一直到腫到幾乎無法呼吸，才又回到醫院接受治療。

由於情況嚴重，我只好徵求家長同意，希望用洗腎來幫她度過危險期，但就是因為「一旦洗腎，一輩子就完了」的錯誤迷思，她的家人堅持不肯讓她洗腎。隔天早上，小妹妹瀕臨氣絕時，不得不幫她插管連接呼吸器並轉進加護病房，沒多久病況更加惡化，因為肺部大量出血，所以從氣管插管咳出的通通是鮮紅的血，腎臟也完全衰竭。

當時她的尿毒指數越來越高，雖然已使用強力類固醇療法同時進行換血，但我需要爭取時間來等藥物產生效果，唯一的方法還是只有洗腎一途。我費盡唇舌仍然無法說服家人讓病人接受緊急洗腎，又不忍放棄一線希望的煎熬中，最後我決定當個傻瓜，冒著被刑事追訴的風險去賭一個不認識的小孩的命，我欺騙她的父親，以脫水為名行洗腎之實，在沒有拿到同意書的情況下冒險幫小妹妹進行洗腎。

疾病發生時，請相信醫師的專業判斷

所幸搶救及時，洗腎加上藥物逐漸發揮效果，小妹妹的情況終於逐漸穩定，一日一日，從一滴尿液都沒有到一天排尿一千多毫升，最後順利拔管，而腎功能也從尿毒範圍回到正常。數十天後，小妹妹轉出加護病房，最後高高興興的跟著爸爸媽媽回家。時光飛逝，當年十歲的小女孩，如今已長成二八佳人，前陣子更捎來即將走上紅毯的訊息，讓我備感欣慰。

這個真實故事，可以說是迷思害人的最佳例證。當腎臟科醫師提出洗腎需求，就代表患者的腎功能已低至無法去除身體的廢物與毒素，假如不能透過洗腎及時清除這些廢物，就會造成昏迷、肺水腫、心臟衰竭、敗血症、中風等嚴重併發症，嚴重時甚至會喪失生命。所以說，疾病發生時，請務必相信醫師的專業判斷，若真有疑慮，可與醫師討論或徵詢第二醫療意見，但千萬不可因恐懼而迷信偏方，甚至停止治療，否則反會使自己置身險境。

○✕ 你的腎臟是否已經出問題？

1 分鐘檢視你的「腎臟健康度」！

以下幾個問題當中，認為正確或符合敘述請打「○」，不是正確或不符合敘述請打「✕」，每一題得 1 分，最後統計得分。

- □ 1. 我經常半夜起床上廁所，而且不只一次
- □ 2. 我平均一天上廁所排尿大約 5 ～ 6 次
- □ 3. 我每日的排尿量超過 2500 毫升或低於 500 毫升
- □ 4. 我沒有高血壓問題
- □ 5. 我經常會全身水腫，導致平常戴的戒指尺寸不合或鞋子穿不下等情況
- □ 6. 我經常會腰痠背痛，有時為緩解疼痛會吃點止痛藥
- □ 7. 排尿時，常會隱約聞到一股甜甜的味道
- □ 8. 我常覺得疲倦，而且常噁心、想吐
- □ 9. 平時上完廁所，有時會看到有泡沫，但 15 秒後還未消失
- □10. 平時我的尿液顏色大部分是淡黃色的

解答

1	✕	2	○	3	✕	4	○	5	✕
6	✕	7	✕	8	✕	9	○	10	○

評分

● **總分超過 8 分（含）以上**

你只有輕微的異常徵兆，只要針對失分問題進行釐清，找出原因、排除腎病因素，並持續定期安排腎功能檢查，就能擁有健康人生。

● **總分在 4 ～ 7 分之間**

很遺憾！你的異常徵兆稍多，請針對失分問題進行釐清，確定是否有腎病可能，如果有疑慮，即刻安排腎功能檢查。

● **總分在 3 分（含）以下**

很糟糕！你的異常徵兆太多了！請即刻就醫檢查，找出所有異常原因。

不可輕忽的徵兆①　尿色異常（如泡沫尿、血尿）

尿液顏色是身體的警報，出現異常絕對不可輕忽

每天上完廁所後，你會不會低頭看看自己的尿液？其實，尿液不僅是身體排除廢物的途徑，更是健康狀況的「晴雨表」，一旦出現異常，很可能就是身體發出的警報，絕對不可輕忽。

我們可以透過察覺尿液變化，包括顏色、味道、尿量、次數等來判斷身體是否異常。

一般來說，正常的尿液是清澈透明的淡黃色，早上起床後第一次排尿或是喝水量太少時，尿液的顏色會比較深，而服用藥物或攝取某些顏色的食物，也可能會短暫影響尿液的顏色。尿液顏色雖然會因各種原因而有變化，但若出現不同平日的顏色（如深黃褐色、藍綠色），或是混濁、有泡沫，同時未發現明確理由（飲食、藥物因素）的話，就該到醫院接受進一步檢查。

年紀大的人若出現紅色血尿尤其值得注意，因為血尿常是尿路系統的惡性腫瘤所引起，即使尿液的細胞學檢查沒發現惡性細胞，建議仍須每六個月檢查一次，持續兩年，直到完全正常才可以安心。

從尿液顏色看身體病兆

尿液顏色	可能病兆說明
透明無色	喝太多水
透明淡黃色	身體健康，一切正常
深黃色	正常，但建議該喝水了
琥珀色、蜜糖色	身體水分不足，要立刻喝水
白色	可能是淋巴、腎臟相關疾病，請就醫確定原因
深黃褐色或茶色	可能是肝炎、肝硬化、急性腎絲球腎炎等疾病，請就醫確定原因
泡沫尿	尿液中的泡沫經 15 秒仍未消散，就很可能是蛋白尿
紅色（血尿）	可能是腎臟病、泌尿系統疾病、嚴重的尿路感染等疾病，請就醫確定原因

尿色異常的可能原因有……

尿液顏色是身體的警報密碼，如果出現異常，請對照以下可能原因，確定是否是飲食或藥物所引起，如有疑慮，應立刻就醫檢查。

尿液顏色	可能原因	
紅色	食物	甜菜根、黑莓
	藥物	抗結核藥、止痛劑、抗凝血劑使用過量
	毒物	慢性鉛中毒、慢性汞中毒、溶血性貧血
	生理	激烈運動（72 小時內會完全消失）
	疾病	凝血異常、尿路結石、發炎、鄰近器官的腫瘤侵入、惡性高血壓、血管炎、腎絲球腎炎、腎乳頭壞死、多囊腎、橫紋肌溶解症等
白色	又稱乳糜尿，大多淋巴、腎臟相關疾病	
混濁	尿路感染、結石	
深黃褐色或茶色	食物	吃了大量的蘆薈、蠶豆
	藥物	抗生素、抗瘧疾藥物
	疾病	肝炎、肝硬化、急性腎絲球腎炎
橘色	食物	吃了過量的維生素 B、C、胡蘿蔔素
	藥物	抗肺結核藥物、抗凝血劑
	脫水	身體脫水時尿液會因為過度濃縮而變成橘色
藍綠色	食物	吃了過量的蘆筍（機率不大）
	藥物	止痛劑、潰瘍用藥、抗憂鬱用藥
	疾病	家族性高血鈣症

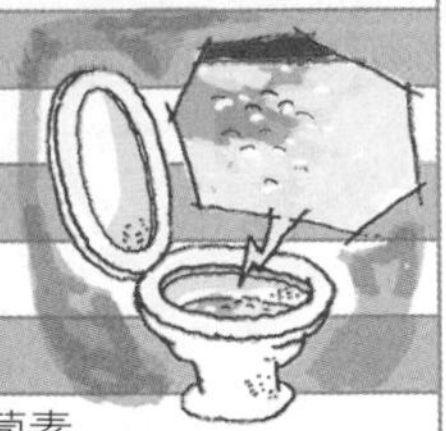

不可輕忽的徵兆② 尿量異常（如頻尿、夜尿）

正常排尿量為1000到2000毫升，過多過少都要當心

腎臟負責製造尿液，所以腎功能出問題，尿液當然也會跟著出狀況，而最常見的變化除了顏色、味道之外，還有尿量、排尿次數等。據統計，約有九成的腎病在初期會出現排尿量異常的現象，因此在未改變飲食習慣下，倘若持續一周有尿量改變的情形，應立即就醫，以免延誤治療時機。

雖然人體每日的排尿量會隨著季節、喝水量、排汗量等因素而有變化，不過還是有所謂的正常範圍。通常人體每日正常排尿量介於一〇〇〇到二〇〇〇毫升間，即使略有增減，也不應高於二五〇〇毫升或低於八〇〇毫升，一旦超過高低標，就可能是身體發出了健康警訊。

多尿＋夜尿，可能是腎臟發出的求救訊號

尿量太多，一般又可分為兩類：一是尿量不正常增多，也就是多尿；另一種則是排尿次數增多，也就是頻尿。許多人的多尿其實和習慣有關，例如喝太多水且活動量低，

什麼叫尿量異常？何時應立即就醫？

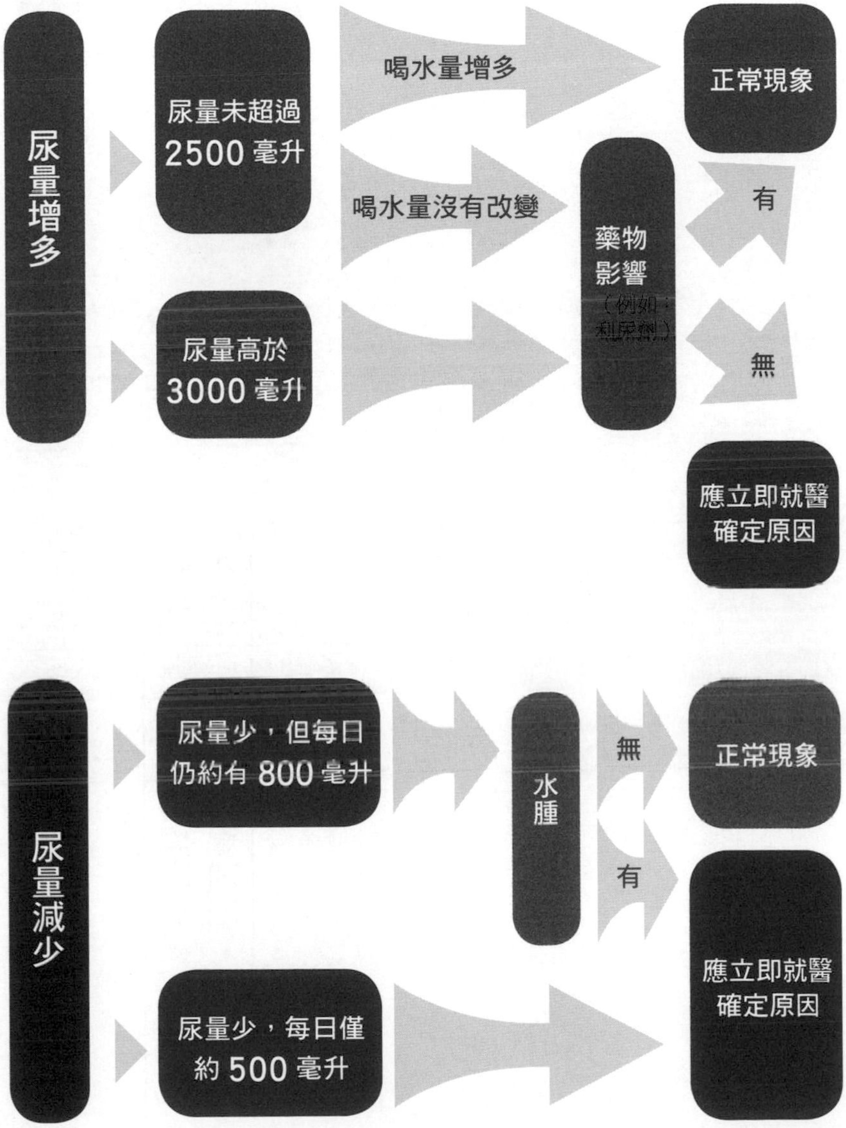

或是喝太多有利尿效果的飲料（酒、茶或咖啡），就會造成生理性多尿。假如尿量高於三〇〇〇毫升，則可視為「多尿症」。

臨床上引起多尿症的原因很多，像是尿崩症、糖尿病血糖過高導致尿液中具有利尿作用的溶質增多，或是腎衰竭時，腎臟濃縮功能減退也會有多尿現象。某些藥物也會促使尿量增加，如抗高血壓藥中的利尿劑，或是某些服用後會使人覺得口渴的感冒藥與腸胃用藥等等。

倘若多尿症合併夜尿的話，便極可能是腎功能不全。所謂的夜尿就是晚上睡覺時，起床排尿的次數超過一次。因為腎臟具有保護睡眠的「尿液濃縮機制」，會在人入睡後啟動，避免尿意影響睡眠，讓人可以一覺到天亮。如果每晚都要起床上廁所，就表示腎臟的尿液濃縮能力可能出了問題，尤其男性在五十五歲之前，更不應該有夜尿的情況。

頻尿但尿量少＋排尿障礙，大多是膀胱或攝護腺問題

和多尿不同，如果只有排尿次數增多而尿量減少，甚至有尿意卻無尿液排出，也就是全日總尿量沒有增加，那麼較可能是膀胱或攝護腺的問題。要注意的是，許多患者因怕跑廁所而不敢喝水，自然會導致全日總尿量減少。

由於膀胱炎有時會有血尿或異味尿液出現，而尿量太少也是腎衰竭的表徵之一，許多人常因此嚇出一身冷汗。其實，因腎功能異常引起的尿量變化，和膀胱與攝護腺不同。前者單純只有尿量變化，但後者則會伴隨解

尿不適，例如解尿疼痛、排尿費力、排尿流速減弱、時常覺得解不乾淨等症狀。但無論哪種原因，尿量異常都是身體的警訊，請務必盡速就醫，找出尿量異常原因。

每日排尿量低於 500 毫升，代表血中尿毒增加，需立即就醫

正常人的尿量本就會隨季節而改變。夏天時因流汗及水分蒸發等因素，尿量會比較少，如果平日又不喜歡喝水，尿量自然不多，因此即使尿量低於八〇〇毫升，只要沒有水腫現象，表示體內水分進出平衡，大多不需要擔心。有時服用消炎鎮痛劑也會造成鹽分和水分滯留，使尿量減少並出現臉腫或腳腫等水腫現象，這時應馬上就醫檢查腎功能，與急性腎衰竭做鑑別診斷。

值得注意的是，有些人很容易因服用消炎鎮痛劑而導致腎衰竭，例如本來就有腎功能不全問題的人，或是使用利尿劑造成體液缺乏時。但消炎鎮痛劑偏偏是台灣最被濫用的藥物，不但治療任何疼痛都會使用，連感冒藥、止痛劑也都有它，實在防不勝防。唯一的方法就是盡量避免服用不必要的藥物，特別是成藥。

要特別注意的是，每日排尿量無論如何不可低於五〇〇毫升，否則便是「乏尿症」，必須盡速就醫治療。因為五〇〇毫升的尿液不足以排出一個人二十四小時所代謝的廢物，往往導致血中尿毒素增加，因此「乏尿症」也是腎衰竭的表徵之一。不過，雖然乏尿症代表腎衰竭，但腎衰竭並不一定會有乏尿症，有相當比例的尿毒症病人，每日仍有超過五〇〇毫升的尿量，這點一定要特別留意。

不可輕忽的徵兆③ — 水腫

引起水腫原因原多，並不全然是腎臟引起，應查明原因

在腎臟科門診最常遇到病人問：「醫生，我的腳腫起來，敢是腰子（腎臟）壞去？」的確，腎臟受損、腎功能下降，容易導致過多水分在體內滯留而引起水腫，但是水腫的原因很多，並不只有腎臟疾病會水腫，像是心臟、肝臟、內分泌系統出問題時也會水腫。有時也可能只是短暫或局部性問題所引起，像是長途飛行久坐、靜脈曲張等。

同樣道理，並不是腎臟有問題就一定會水腫，例如腎絲球腎炎比較容易水腫，但間質性腎炎往往不會水腫，因此水腫雖然是腎病的可能徵兆，卻不能與腎病畫上等號。

醫學上通常將水腫視為非特異性症狀，意思是許多常見疾病都會有的症狀，無法單純以症狀來進行診斷。因此一旦出現水腫，最好就醫詳細檢查，以排除心臟、肝臟、腎臟以及內分泌疾病的可能。

是「腫」還是「胖」？手指按一下就知道

現代人吃得好、動得少，常有過重問題，

是「腫」還是「胖」？手指按一下就知道！

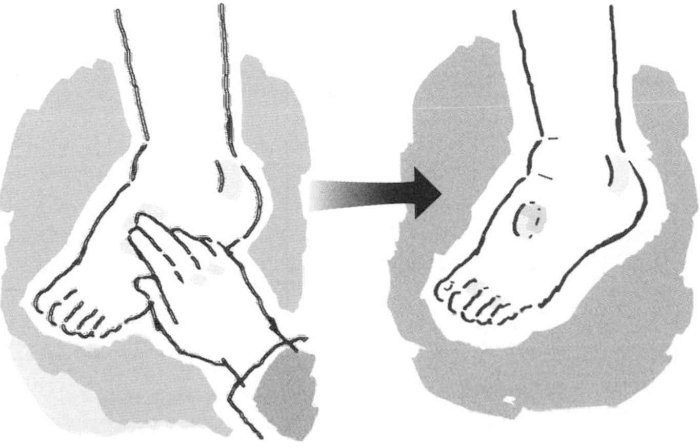

▲ 手指壓壓看，放開後如果沒有立刻恢復，而是凹陷，然後像記憶枕一樣慢慢～慢慢慢浮起，就是水腫啦！

有些人常分不清楚「腫」和「胖」的差別。其實，想要知道自己是「腫」還是「胖」，自我檢測的方法很簡單，只要用手指按一下腳盤或脛骨的前內側就知道。

正常人的皮膚雖然不是每個人都細膩光滑，但也有一定彈性，用手指壓住會凹陷，手一放開就會恢復原貌，即使是胖的人也一樣。但如果是水腫，手指按壓脛骨的前內側放開後並不會立刻恢復，而是像記憶枕一樣慢慢、慢慢的恢復，這時就可以判定為水腫。

水腫雖然是許多嚴重疾病的表徵，舉凡心臟病、肝病、腎臟病、肺病、內分泌系統疾病嚴重時，莫不以水腫來表現，但由短暫或局部性問題所引起的水腫，以及根本找不到原因、因體質引起的水腫也不少。

一般說來，女性較男性容易水腫，尤其是月經來的前兩周，身體會分泌較多孕固酮，它有保存水分的作用，所以這段期間特別容易水腫。此外，平時能躺就不坐、能坐就不站的人，水分大多停留在臉部；而需要長時間站著工作或做家事的女性，水分容易跑到下肢，造成平時穿的鞋子突然變緊了，甚至穿不下。

亂吃利尿劑消腫，當心賠上健康

由於根本找不到原因、因體質引起水腫的人數眾多，因此醫學上稱這是「本態性水腫」。

假如檢查後確定自己屬於本態性水腫，千萬別為了消腫而擅自亂吃利尿劑。我曾遇到患者因為愛漂亮，想快速消腫，自行購買利尿劑幫助排尿，而且一天吞七顆，結果全身無力昏倒。送醫後才知道是不當服用利尿劑造成電解質不平衡、鉀離子過低、尿酸增加。

利尿劑本身雖沒有腎毒性，但容易造成電解質失衡、血鉀長期偏低，導致腎臟功能不全，也容易造成尿酸過高甚至痛風，所以千萬別濫用，以免消腫不成反而賠上了健康。

不可輕忽的徵兆④ 高血壓

當腎功能出現問題時，血壓就會升高

腎臟不只製造尿液，還具有調節體內水分和鈉濃度的功能。腎臟出現問題時，排不出去的水分和鈉離子就會滯留在體內，造成血管壓力增加，血壓升高。此外，腎臟也是重要的內分泌器官，它可以分泌腎素及血管張力素，來調節人體血壓，如果腎臟功能受損，體內調節血壓的荷爾蒙就會跟著失調，使血管張力增加，進而導致高血壓。換句話說，不只高血壓會引發腎病變，腎病變也會引起高血壓，而腎性高血壓就是最常見的次

腎臟病和高血壓其實互為因果

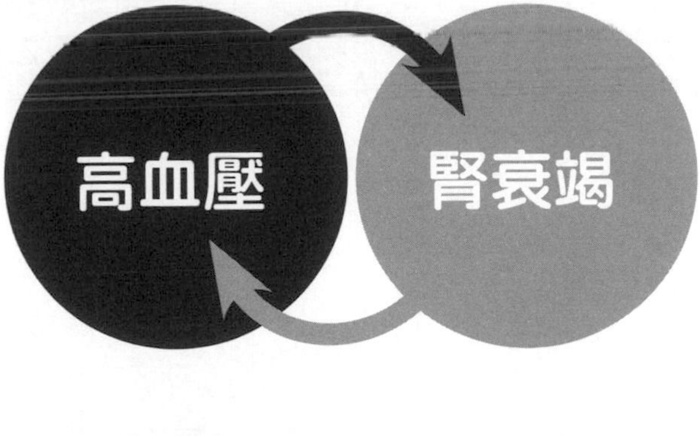

▲ 高血壓會讓腎臟功能惡化，而腎臟功能惡化也會造成全身性的高血壓！

發性高血壓。所以只要發現有高血壓問題，最好同時進行腎功能檢查。

30歲以前或60歲以後突然有高血壓，可能是腎血管出問題

如果高血壓在年紀很輕或很大時發病，例如三十歲以前或六十歲以後，應該要考慮「腎血管性高血壓」的可能。腎血管性高血壓，是因為腎臟血管狹窄導致腎臟分泌不正常的荷爾蒙，進而使血壓升高。由於腎血管性高血壓比一般所謂的本態性高血壓（即找不出原因的高血壓）更難控制，加上它是一種可以治癒的高血壓，許多時候甚至不需要動手術，只要使用氣球導管撐一下，就可以同時治療高血壓並挽救腎功能，因此正確診斷腎血管性高血壓，絕對有其重要性。

想要正確診斷腎血管性高血壓，最好的方式是使用單一劑量血管張力素轉換酶抑制劑藥測驗，測量兩側腎臟過濾分率變化。這項檢查不會使病人痛苦也沒有風險性，又有很高的靈敏度及準確度，是目前最好的檢查。

可惜國內沒有良好的轉診制度，一般開業醫師即使懷疑病患有腎血管性高血壓也很難加以證實，而有些大醫院則容易因住院醫師學識經驗不足無法正確診斷，導致國內的診斷率偏低，造成許多腎血管性高血壓患者得長期吃藥，並且無法獲得良好的控制結果。因此，若是三十歲以前或六十歲以後突然有高血壓，建議最好到有規模的醫療院所，進行荷爾蒙變化檢查。如能確定是腎血管性高血壓，便能及早治癒，擺脫高血壓對健康的傷害。

不可輕忽的徵兆⑤ 腰痠背痛

會疼痛的腎病能引起患者注意並及早治療，其實是好事

到腎臟科看腰痠背痛的人很多，很多人只要腰痛就會懷疑自己是否腎臟出了問題。不過，腰、背並不只有腎臟這個器官，還有腰椎、肌肉等等，甚至一些不是位於背部的器官也會導致背部痠痛，例如輸卵管炎、十二指腸潰瘍等。所以許多患者就診時，常納悶：「我明明是來看背痛，為什麼醫生一會兒按上腹部，一會兒又問有沒有白帶，上一次驗大便，這次又要驗血……」，原因就是形成腰痠背痛的原因太多，醫生要釐清病

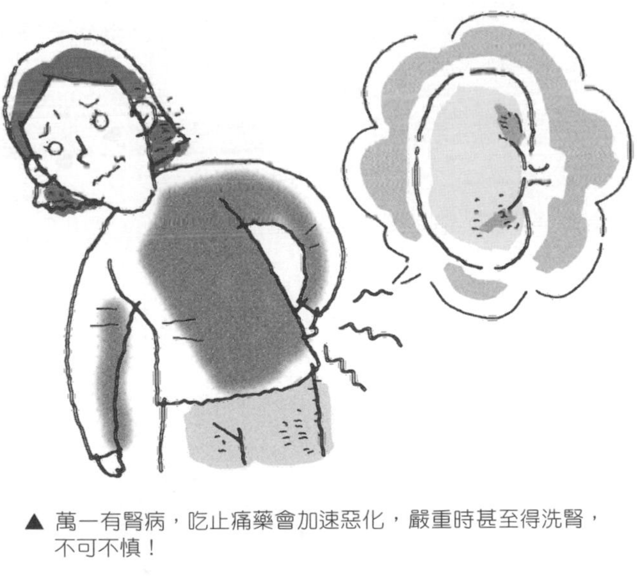

▲ 萬一有腎病，吃止痛藥會加速惡化，嚴重時甚至得洗腎，不可不慎！

因，確實煞費周章。

腎臟病並不一定會伴隨疼痛，但有疼痛的腎病的確比較容易引起患者注意，也比較能得到早期診斷與治療，所以疼痛其實是一件好事。會引起腰痠背痛的腎臟病較常見的有：急性腎絲球腎炎、急性腎盂腎炎、尿路結石、水腎、腎膿瘍、腎腫瘤、腎阻塞等，不過大家最害怕引發尿毒症的各種原發或次發性慢性腎絲球腎炎，並不會有疼痛症狀。

腰痠背痛時別亂吃止痛藥，小心造成洗腎後果

如果腰痠背痛合併有血尿、夜尿、少尿、頻尿、泡沫尿、噁心、嘔吐、水腫、眼圈浮腫、疲勞、高血壓等症狀，很有可能就是腎臟相關疾病。可是有時其他症狀並不明顯，所以最好透過就醫檢查來釐清疼痛與腎臟病是否有關。通常醫師問診、視診、身體檢查、聽診就可以診斷出八〇%的腰痛原因，基礎檢查項目則包含尿液、血液和超音波影像檢驗，如果有必要，醫師會視情況再進行電腦斷層、細胞學或腎臟切片檢查。

有些人只要一出現疼痛，就認為是姿勢性或運動性痠痛，買止痛藥布貼貼或吃點消炎止痛藥就好，但這其實非常危險。因為如果是腎臟所引起的背痛，絕對不能亂吃止痛藥，否則會加速腎功能惡化。門診便常有一些腎功能異常的患者，只是吃了幾顆止痛藥就需要洗腎，實在令人惋惜。

當然，如果確定是背部肌肉或肌鍵、軟骨、硬骨引起的發炎，在治療上，消炎止痛劑就成了重要角色。總之，在此提醒有腰痠背痛問題的讀者，確實了解原因最重要的。

名醫小講堂

有可疑腎病徵兆，趕快找醫師診斷！

大多數的腎臟病徵兆，就是「沒有徵兆」！

由於台灣洗腎人口居高不下，為了提醒民眾注意，衛生機關近年還推出「泡水高貧倦」五字訣，也就是泡泡尿、水腫、高血壓、貧血與倦怠等五大症狀，呼籲民眾留心身體狀況。只要出現上述症狀而且原因不明，就應該立即找腎臟專科醫師進行檢查，期望腎病患者能及早發現、及早治療，延緩甚至避免走上洗腎之路。

為此，我在本章也特別從臨床角度，歸納出一般人很容易自我觀察的腎病五大徵兆。但在最後，我還是要再次提醒各位讀者，這些徵

腎病未必有徵兆，但有徵兆千萬別輕忽！

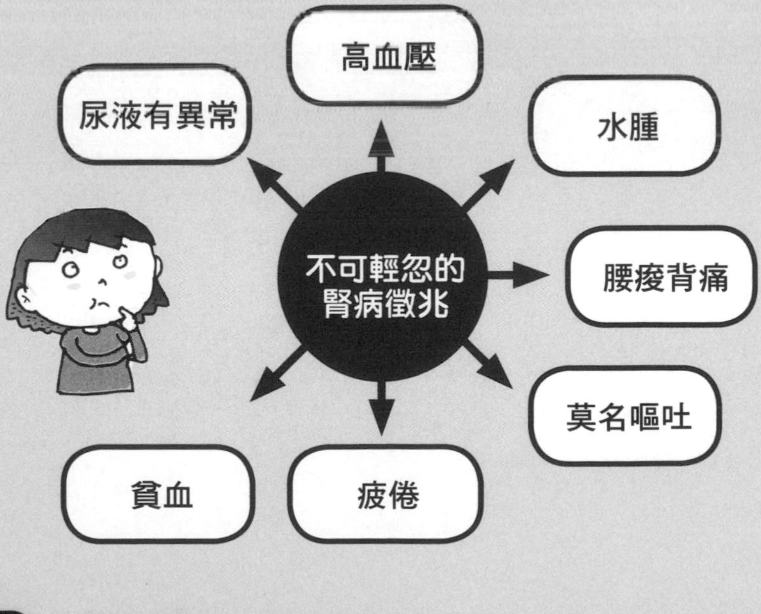

兆固然不可輕忽，但即使自我檢測都沒問題，也千萬別大意，因為腎臟病最常見的徵兆，其實是「沒有徵兆」！

出現顯著腎病症狀，其實腎功能已經亮紅燈了

我就讀醫學院時，有個堪稱文武兼修的學弟，成績好也愛運動，是人們眼中陽光男孩。然而在大二那一年，他一如平常於課後和同學打球，卻突然不適開始嘔吐，只好在一旁休息。回到寢室後也仍不見好轉，只好前往榮總急診室檢查，結果證實是尿毒症，只能開始洗腎。這是突然發生的意外嗎？當然不是，因為醫生透過超音波影像掃描發現，學弟的兩個腎臟都已經嚴重萎縮，估計問題可能已經存在十幾年，只是沒有發現而已。

身為醫學院學生，倘若有明顯腎病徵兆，學弟當然不會忽略。不過，正因為他所罹患的腎病是不會疼痛、不會水腫，尿液也許有泡泡但被忽略、血壓沒有量過，當然也有貧血、疲倦等問題，但是因為經過十幾年的緩慢適應，也沒有妨礙他考上陽明醫學系。事實上，大部分腎病患者都是如此，通常會出現噁心、嘔吐、疲勞、打嗝、流鼻血、皮膚變黃黑……等症狀，大多是腎病進入後期才會發生。我便有患者原本因常流鼻血至耳鼻喉科就診，後來才轉診檢查確定是尿毒症。另外一個病人因為反覆嘔吐，一年內到各大醫院胃腸科總共做了六次胃鏡，到最後一個胃腸科醫師看到胃部輕微的病灶才想起要檢查腎功能，結果一查就是尿毒症。

因此，倘若已有可疑的腎病徵兆，請立即找醫師診斷，千萬別遲疑！而就算沒有徵兆，也必須定期做腎功能檢查，尤其是四十歲以上的中年人，腎功能會老化衰退，腎病風險逐漸增高，更是不可不慎。

○✕ 護腎要多喝水，你知道如何正確喝水嗎？

1 分鐘檢視你的「喝水正確度」！

以下幾個問題當中，認為正確或符合敘述請打「○」，不正確或不符合敘述請打「✕」，或是依問題勾選出正確答案，每一題得 1 分，最後統計得分。

□ 1. 口渴就必須多喝水，但不渴時，就不必刻意攝取
□ 2. 逆滲透淨水系統，最好是過濾後不儲放直接使用
□ 3. 多喝水可以預防腎臟感染、發炎以及急性衰竭
□ 4. 常購買瓶裝水，如礦泉水、鹼性離子水
□ 5. 運動後最好改喝運動飲料，才可以補充身體流失的水分和電解質
□ 6. 下列哪一項需要多喝水？①注射顯影劑的尿路攝影檢查 ②核子醫學檢查 ③癌症的化學治療 ④以上皆是
□ 7. 一天至少應該要喝多少水？① 1000 毫升 ② 1200 毫升 ③ 2000 毫升 ④ 2800 毫升
□ 8. 什麼時間應該喝水？①早上起床時 ②運動前 ③運動中 ④以上皆是
□ 9. 那些人應該多喝水？①有肝硬化的人 ②女性月經來潮前 ③ 60 歲以上老人 ④以上皆是
□10. 哪一個是台灣自來水的殺手？①鉛 ②三鹵甲烷 ③壬基酚 ④以上皆是

解答

1	✕	2	○	3	○	4	✕	5	✕
6	4	7	3	8	4	9	3	10	4

評分

● 總分超過 8 分（含）以上

恭喜你！你的喝水觀念很正確，只要將豐富的知識落實在生活中，就能充分掌握水為身體所帶來的好處，腎臟也會更健康。

● 總分在 4 ～ 7 分之間

一般人的平均得分。你的水知識稍嫌不足，不僅腎臟無法獲得水分保護，一不小心還可能喝下不該喝的東西。請加強飲水知識，讓水成為你的護腎泉源。

● 總分在 3 分（含）以下

糟糕！你的水知識非常不足，錯誤的飲水知識可能傷害腎臟甚至身體健康。請盡速加強正確的飲水知識。

喝水，就可以護腎！

多喝水可預防腎臟感染、發炎和急性衰竭

提到腎臟的保養，很多人想到的不外是人蔘之類的補藥，其實在日常生活中，有比人蔘效果更好、而且更便宜的東西，那就是天天都會接觸到的——水。

為什麼光是喝水就可以護腎呢?首先，多喝水可以「預防腎臟感染、發炎」。由於大部分尿路感染都是細菌經由尿道順著膀胱、輸尿管上達腎臟，而水分可以用來沖洗尿路系統，以避免感染發炎，因此多喝水使尿液增加，就能把逆流上爬的細菌沖下去。

除了反覆發生急性腎炎的人可以靠多喝水來預防，容易在性行為後尿路感染的女性，也可以藉由補充水分，在性行為後小解將細菌沖走。

水對於腎臟的保護功能還有「預防急性衰竭」。例如參加激烈運動或者行軍出操，如果不能及時補充足夠水分，就可能造成熱衰竭或橫紋肌溶解症，進而引發腎臟急性衰竭。

水分還可以稀釋毒性。因為大部分藥物都經由腎臟排泄，而經由腎臟排泄會有一個濃縮過程，如果是有腎毒性的藥物，當然濃度越高、毒性越強，這時如果能多喝水，就

光是喝水，對腎臟就有這麼多好處！

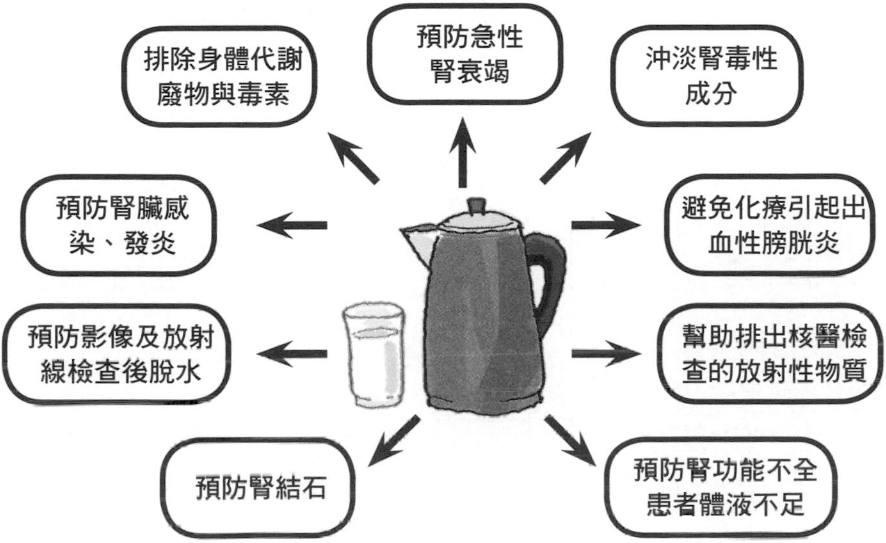
預防急性腎衰竭
排除身體代謝廢物與毒素
沖淡腎毒性成分
預防腎臟感染、發炎
避免化療引起出血性膀胱炎
預防影像及放射線檢查後脫水
幫助排出核醫檢查的放射性物質
預防腎結石
預防腎功能不全患者體液不足

可以沖淡這些腎毒性，使腎臟不至於在排出這些藥物時受損。

此外，服用某些藥物（如抗癌的化學治療）如果不合併攝取大量水分，也會在排出時引起出血性膀胱炎。

化療、影像診斷、放射線檢查，都需補充大量水分

還有診斷尿路結石、腫瘤、膿瘍甚至冠狀動脈狹窄（狹心症）等疾病時，需要進行尿路攝影、電腦斷層掃描、血管攝影等放射線檢查，這些檢查必須注射的「顯影劑」，卻可能引起過敏及腎衰竭。其中「過敏」雖然難預防，但是想要預防腎衰竭，只要補充足夠水分，就能有不錯的效果。

這些檢查通常必須空腹或事前灌腸，容

易導致體液不足等脫水現象，而脫水會大幅提升腎衰竭機率，尤其原本就有腎功能障礙的人，顯影劑注射的風險更大，因此，檢查前若能使用大量的點滴注射、提高體液總量，就可以降低腎臟受損機率。

此外，核子醫學檢查時必須注射放射性物質，這些物質在完成顯影任務後，當然也是越快排出體外越好，這時喝水便有助於放射性物質排出，既可減少體內所承受的劑量，也可以降低周圍的人所受到的輻射。

注意！並不是所有腎臟病患者都要限制水分攝取

對罹患腎臟疾病的人來說，通常需要留意水分的攝取量，但不是所有腎臟病患者都要「限水」，像是腎功能不全（也就是俗稱尿毒指數偏高）的人，會出現經尿鹽分損失的現象，加上排出鹽分也需要水分幫忙，所以容易有體液不足的現象。假如沒有補充足夠水分，一旦體液不足，就會造成腎功能進一步低下，因此這類病人非但不可限制水分，反而需要定時補充。

另一類需要足夠水分的腎臟問題就是腎結石患者。結石是一種化學反應，只要尿中的離子濃度過高就會沉澱、結晶成結石；有腎結石問題的人，即使取出結石後也容易反覆發作，最好能養成習慣，攝取充足水分避免再形成結石。

當心！喝錯水會越喝越傷身！

飲用水3大殺手——重金屬、氯（三鹵甲烷）、壬基酚

喝水可以保護腎臟，但前提是必須喝沒有污染的純淨好水，如果水中含有危害健康的物質，甚至是有毒污染物，那麼喝了反而更糟糕！

在研究台灣歷年相關水質資料後，我要提醒各位讀者，喝水前，務必注意以下三大水質殺手：

水殺手①號：重金屬

由於工業過度發展，全島主要河川泰半已遭受嚴重污染，大部分地區的水源都面臨水中化學物質與農藥濃度增加的問題，此外，輸送自來水的老舊水管，更讓水問題雪上加霜。據估計，全台有長達數萬公里的老舊鉛水管，還有許多劣質水龍頭含鉛量超標，都是水質含重金屬的主要原因。除了老舊鉛管外，鑄鐵管、銅管等輸水管也或多或少含有鉛，而鉛元素與水長期接觸後會釋出，於是我們每天飲用的自來水，就變成遭二次污染的「鉛水」。

飲水中的鉛比空氣或粉塵中的鉛更容易被身體吸收。近年發表在《新英格蘭醫學》

期刊的研究顯示，兒童血鉛從一μg／dl升到一〇μg／dl，智商就會降低七・二，美國疾管局更推論，兒童因鉛受損的智商每下降一分，未來的成就貢獻就下降二％，損失相當驚人。

此外，鉛與高血壓、高尿酸也有密切關連。最近《循環》期刊就有研究發現，在低血鉛範圍內，血鉛值的高低已足以左右死亡率，尤其是死於心血管疾病。對不孕症這種文明病，低量鉛也難辭其咎，當血鉛濃度微幅升高，不管是女性卵子或男性精蟲的數量與品質，都會受到負面影響。

除了要注意水中的鉛以外，還有重金屬砷。提到砷，很多人可能不大熟悉，不過若提到其化合物之一「砒霜（三氧化二砷）」，大家應該就不陌生了。砷是一種金屬毒素致癌物質，會破壞手腳的末梢神經，造成下肢麻木、皮膚潰傷、壞疽等問題，長期飲用更可能造成癌症病變，包括皮膚癌、膀胱癌、食道癌、肺癌、腎癌、肝癌、大腸癌等。

過去最有名的案例就是一九五〇至一九六〇年於台灣西南沿海盛行的「烏腳病」事件。然而這可不是歷史事件，一項二〇〇七年元智大學環境科技中心發布的水質調查發現，台灣有五個縣市包括雲林、高雄、宜蘭、台南和屏東，其水質中的「砷」含量超過標準值約五十到八十倍左右，嚴重程度實在不能輕忽。

水殺手②號：氯（三鹵甲烷）

第二個水殺手就是「氯」。台灣為消除水中的有機物，會在自來水中加氯消毒，然而，自來水中的餘氯一旦遇上水中有機物後，

潛藏在飲水中的 3 大水殺手，喝得越多越傷身！

氯（三鹵甲烷）

癌症、畸形兒、急性中毒、會厭炎、咽喉支氣管炎

重金屬

砷
下肢麻木、皮膚潰傷、壞疽、烏腳病、癌症

鉛
智力受損、精神異常、暴力傾向、腦病變、腎功能障礙、貧血、荷爾蒙濃度降低、癌症

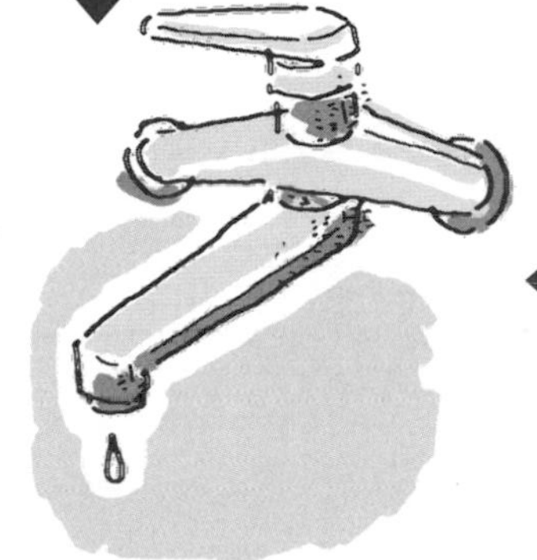

壬基酚

精蟲濃度降低、乳癌細胞分裂

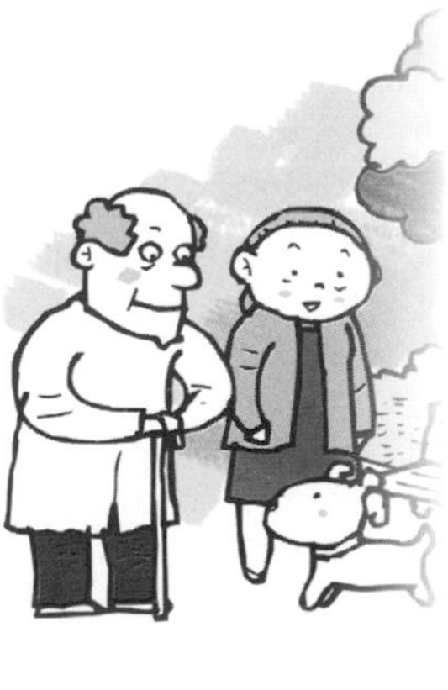

換掉老舊鉛水管，血鉛濃度就可下降一半以上

政府多年來均宣稱成年人血鉛在 10μg／dl 以下即安全，但我要再次強調，「鉛的含量無安全範圍、越低越好」早已是國際共識。其實只要置換老舊鉛水管，民眾血中鉛濃度估計至少可以下降一半以上。所以我誠懇呼籲，相關政府單位應正視這個問題，及早更換老舊水管，這才是真正可使台灣罹癌率和洗腎率下降的方法。

就會轉變成具有腎毒性、肝毒性及致癌性的三鹵甲烷。早在一九九八年，高雄醫學大學健康科學院院長楊俊毓就曾在國際期刊《環境研究》中揭露「台灣飲用水加氯消毒與癌症死亡率」的關係，顯示喝自來水的鄉鎮罹患膀胱癌、肺癌、胰臟癌的比例較高。

除了癌症，英國伯明罕大學賈柯拉教授也曾針對台灣近四十萬名新生兒進行研究，證實三鹵甲烷會增加婦女產下畸形兒的機率。這項研究還發現，出生在三鹵甲烷含量達上限八成的地區中，新生兒心臟出現破洞缺陷的機率明顯升高，而含量只達上限五成以上地區的新生兒，罹患唇顎裂、無腦症（多數腦組織、頭骨與頭皮都消失）的機率也提高了。由此可見，我國訂定的三鹵甲烷限制值實在太過寬鬆，建議民眾在政府全面改善前，應想辦法解決飲水中的含氯問題。

水殺手③號：壬基酚

除了上述兩個殺手外，「壬基酚」也是不可忽略的恐怖因子。二〇〇七年行政院環保署曾委託學者針對長興、板新、新山、鳳山、東興、豐原及澄清湖等北、中、南七座主要淨水場進行分析，結果全驗出壬基酚，換句話說，台灣目前現有的淨水處理程序，是無法完全去除壬基酚的。壬基酚是一種類似女性荷爾蒙的物質，除了會讓男性精蟲濃度降低，還可能促進乳癌細胞分裂，推估這很可能就是造成台灣不孕症以及乳癌罹患率居高不下的原因之一。

水的質量決定生命的長度，喝水可以護腎，更有益健康，但務必注意水質，才能真正喝出健康。

乾淨？健康？瓶裝水其實沒有比較好

75％瓶裝水含菌量高於自來水，存放不慎還會溶出塑化劑

很多人會想，既然自來水潛藏許多安全問題，那麼直接買瓶裝水，像是礦泉水可以同時補充礦物質，鹼性離子水可以過濾水中壞物質，還可以調整身體酸鹼值，既乾淨又健康，不是一舉兩得嗎？假如你也這麼想，那就大錯特錯了，因為瓶裝水不僅沒有比較乾淨、比較健康，而且花大錢買的水，還可能比家裡的自來水更糟糕。

這可不是危言聳聽。二〇一四年三月台北市環保局抽查市售三十四件瓶裝水，結

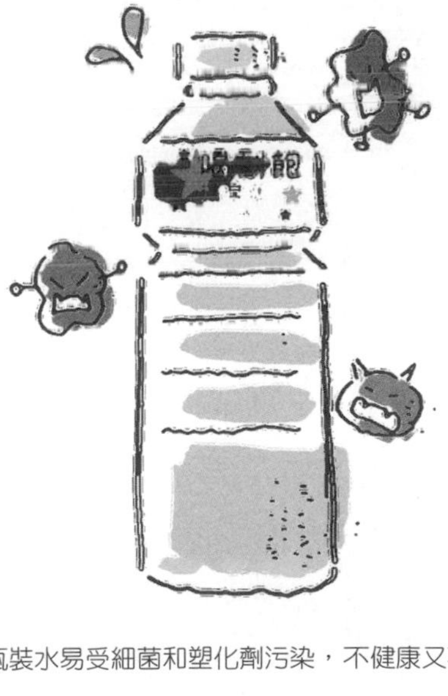

▲ 瓶裝水易受細菌和塑化劑污染，不健康又不環保

果發現有三成五是自來水做的，且一成以上含菌量超標。此外，瓶裝水的銷售存放也是一個大問題，稍有不慎，就有寶特瓶裡化學物質（如銻、塑化劑等）溶出及細菌滋長的風險。有報告指出，七五％的瓶裝水含菌量高於自來水，有些瓶裝水中的異氧菌（Heterotrophic Bacteria）數量，甚至比可容許的標準高出一〇〇倍。香港消委會也曾在抽驗市售四十件瓶裝水後發現，其中八件含菌，二件含可能致癌重金屬銻，還有高達三十二件含有工業用的硝酸鹽。

不環保！1個寶特瓶需耗7公升水製造

瓶裝水的另一個問題是「不環保」。一個寶特瓶需要耗費七公升的水來製造，如果拿瓶裝水跟煮沸過的白開水比較，一瓶二〇元的瓶裝水價錢比白開水貴三一二五倍，從原料製造到回收，約排放四〇〇公克溫室氣體，是自來水的二三〇〇多倍。加上塑膠瓶無法分解，是惡名昭彰的地球生態殺手，而這樣的殺手在全球卻以每秒一五〇〇個的速度生產，嚴重破壞環境。

瓶裝水沒有比較乾淨，也沒有比較健康，且從生產、銷售到包裝，都是地球生態大敵，實在不是好選擇。要購買市面上的瓶裝水，還不如打開家裡水龍頭，自己過濾、煮沸自來水。我個人就是隨身帶不鏽鋼保溫瓶來補充日常飲水，既乾淨又健康，這才是真正的一舉兩得。

5道過濾，在家也能喝到醫療級好水

買濾水器？先了解各種淨水原理的過濾效果

這些年來，隨著經濟發展，越來越多人肯在健康上花錢，市面上各種淨化水質的設備也就越賣越熱。由於尿毒患者必須使用很純淨的水來洗腎，所以各種淨水設備的原理與成效，也就成了腎臟科醫師必須專研的學問。

到底哪一種淨水設備最好呢？是很多人都想知道的。尤其市面上淨水設備，光是過濾方法就有電解、蒸餾、活性碳、逆滲透、紫外線等多種，讓人看得眼花撩亂。其實這些過濾方法看似複雜，但簡單來說就是濾心不同而已。當然，不同的過濾方法，水質的過濾能力也有差異，因此在選購淨水設備前，建議消費者一定要對各種淨水過濾原理的成效有基本了解，一〇一頁的表是目前常見的淨水方式，以及優缺點比較，提供讀者參考。

5道分層過濾，不必花大錢就能喝到醫療級好水

腎臟是人體的濾心，對腎病患者來說，純淨無污染的水是他們延緩洗腎甚至維持生

命的重要泉源。早年許多患者及家屬在了解各種淨水過濾原理的成效後總是紛紛皺眉，疑惑的問：「沒有一種濾心可以完全過濾我們環境中的毒素嗎？」沒錯！就像是透析時的洗腎用水，過濾方法就不只一種，而是一套包含粗過濾器、硬水軟化樹脂、活性碳過濾器、逆滲透裝置以及紫外線殺菌燈的完整水處理設備，所以家中用水要想安全無虞，我認為必須將自來水以五道過濾方式來濾淨。

所謂的五道過濾，是針對家庭需要所設計的「5微米纖維→1微米纖維→逆滲透→活性碳→紫外線殺菌」五道關卡分層過濾，才能有效除去水中雜質、農藥、重金屬、氯氣、氡氣、王基酚、有機溶劑等環境毒素。

逆滲透淨水系統，過濾後應直接使用

對已裝設一般濾水器的人來說，一定想知道到底哪種過濾方式最好？如果要「補強」，該如何安裝，才能達到最好的過濾效果呢？

我個人認為，逆滲透是目前最好的淨化方式。舉例來說，不論藥廠做注射液、晶圓廠洗晶圓、洗腎室洗腎等需要純淨水的場合，都使用逆滲透系統。不過最好的逆滲透淨水系統，是過濾後不儲放而直接使用，以避免濾淨的水因為沒有抗菌力，而在儲水桶中長出大量細菌。假如是有儲水桶的逆滲透系統，裝過濾水的儲水桶最好是不鏽鋼製，且不可

各種淨水設備的優缺點

淨水方式	○	×	注意事項
活性碳	可去除水中殘餘的氯化物、農藥、殺蟲劑、有機溶劑	無法去除重金屬、細菌、微生物	雖然活性碳的吸附能力很強，但也是細菌的溫床，須定期更換
蒸餾法	可去除水的異味，以及水中微生物、硝酸鹽、重金屬	無法去除氯以及揮發性的有機溶劑	蒸餾的過程緩慢且須耗費大量能源，維護費用高，且蒸餾器內很容易形成水垢，無法移除
電解水	僅可增進水的機能	無法去除氯以及重金屬、氯化物、農藥	電解過程會耗用大量電力
逆滲透	可去除重金屬、石綿、溶解的物質、微生物等幾乎所有的污染物	無法去除溶解的氣體，需搭配前置活性碳	儲水桶容易造成塑化劑的二次污染
紫外線燈	可消滅細菌、病毒	無法去除重金屬、有機溶液和溶解的氣體	啟動兩分鐘後才有充足的殺菌力，且紫外線燈需要持續點亮，開開關關容易損壞

以內含壓力球，否則已經淨化的水又會受到壓力球等塑化劑的二次污染。

至於補強過濾，建議可先查看水管進大樓或住家水塔前是否有裝設過濾器，其次是在自來水管線分裝到自家用水前裝設三鹵甲烷過濾器，因為台灣自來水不安全，部分原因是水管品質不良之故。

據統計，台北市的水管漏水率是二六・七%，遠遠高於巴黎的一〇%、東京的五・四%和柏林的四・三%，而且台灣全島的漏水率更超過三五%，水管旁的泥沙、有機物也會進入水管，有機物遇到殘留的氯，就會形成更多三鹵甲烷，所以要維持自來水乾淨，最好在進水塔前加裝過濾器，以去除泥沙等固態雜質，並在自家用水管線過濾三鹵甲烷和氯，最後才是在廚房裝設逆滲透淨水器，用以消除重金屬及荷爾蒙等有害物質。

即使沒裝濾水器，也可以提升水質的小祕方

如果真的沒有辦法安裝淨水設備，那又該怎麼辦？別擔心，只要掌握幾個小撇步，還是可以提升日常飲水品質：

❶不要用清晨或假日後的第一道自來水

在水管中靜置了一晚或一個周末的水，通常含鉛量最高，也沉積最多雜質，最好不要用。

❷自來水煮沸後打開鍋蓋多煮5分鐘

根據日本大阪市豐野淨水場場長木尾野勝司的研究，以及環保署環境檢驗所實驗結果，自來水煮沸過程中，三鹵甲烷會先隨溫度增加而增加，並於煮沸到一〇〇℃時達到最高點，此後若打開鍋蓋繼續煮沸三到五分鐘，三鹵甲烷含量就會大幅減少。所以在家中煮開水，建議應於煮沸後打開蓋子再煮沸五分鐘，不過要記得同時打開排油煙機或窗戶，以避免蒸散的三鹵甲烷又讓家人吸入。同理類推，如果是用有消氯功能的熱水瓶，記得「消氯鍵」也要在家中通風時才能按下。

❸最好晚上燒開水

因為水管一整天已經被大量用水清洗乾淨了，所以晚上的水質最佳。

5 道過濾，為健康嚴格把關！

第 1 道 10"5UPP 纖維濾心	濾除水中較大沙粒、毛髮及較大的雜質
第 2 道 10"NSF 活性碳濾心	濾除氯氣、氡氣、化學物質、農藥
第 3 道 10"NSF 纖維濾心	再加強過濾一次，濾除更細微雜質，亦可避免第 4 道 RO 膜的阻塞
第 4 道 50G 逆滲透膜	濾除重金屬、細菌、微生物、石綿、氟……（濾除所有已知有害毒物 2000 ～ 3000 種）
第 5 道 2G 紫外線殺菌燈組	紫外線反覆折射，達到殺菌生飲效果

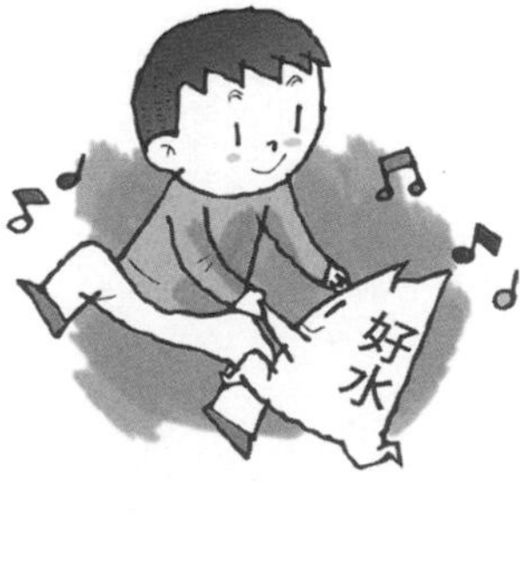

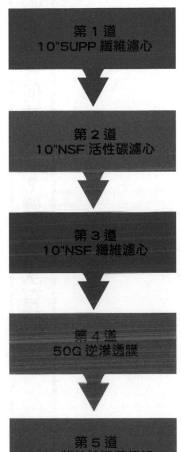

「喝多少、何時喝」？健康飲水有要訣

成人每天至少要喝2000毫升，且至少排尿6次

喝好水可以保護腎臟，且有益健康，但喝水可不是拚命猛灌、喝越多越好，想要健康喝水，就得掌握「喝多少、何時喝」的飲水要訣。

首先，一天到底要喝多少水才夠呢？我建議成人每天至少要喝二〇〇〇毫升的水；當然，瘦小的人和高壯的人，對水分的需求也有差異。建議讀者可用體重來換算，每一公斤體重每天應喝三十毫升以上的水，也就是體重六十公斤的人，每天需要補充一八〇〇毫升的水，而八十公斤的人，每天則需要補充二四〇〇毫升的水。

但由於每個人的活動量不同，所以活動量大、容易流汗的人，每天二〇〇〇毫升的飲水量可能不夠，這時便應該搭配排尿次數和尿液顏色來進行判斷。一般而言，一個人一天必須排掉一六〇〇毫升的尿量，如果以每次膀胱儲存約二〇〇至三〇〇毫升就會想上廁所來計算，一天排尿不可少於六次（但不超過十次），正常尿色為淡黃色。假如排尿次數太少或尿色濃於烏龍茶色，就表示喝

算算看！你一天該喝多少水？

每日飲水量＝
30 毫升 ╳ 體重（公斤）

例：
體重 60 公斤
每日飲水量＝ 30 ╳ 60
＝ 1800 毫升

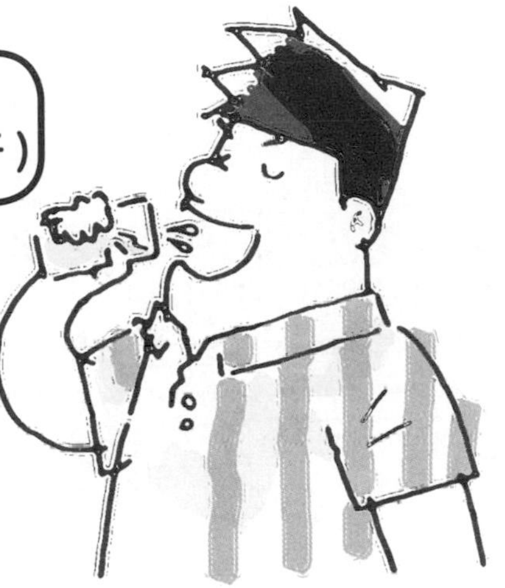

的水不夠，必須再多喝一點，直到排尿次數和尿液顏色符合標準為止。

特別要注意的是，並不是排尿次數越多、尿液顏色越淡就越好，如果頻尿且尿液顏色清澈如水，一是水確實喝太多了，二則可能是腎臟出問題，請仔細注意自己的飲水量、排尿量和活動量，若有懷疑，最好先向醫師求證。

喝水養生，請掌握 3 個黃金喝水時機

其次是什麼時候該喝水？除了身體發出缺水訊息（口渴）時當然必須喝水外，一天中還有好幾個喝水的黃金時機，只要能好好把握，就能充分獲得水為身體帶來的好處，像是避免腎臟結石或尿道發炎、促進腸胃蠕動、幫助新陳代謝，甚至還可以減肥。

❶一起床就喝水

身體從躺著到坐起，腸子會因站立反射而開始蠕動，建議最好前一晚先準備一杯五〇〇毫升左右的水擺在床頭，早上一坐起床立刻喝下去，除可幫助腸胃蠕動，順利把前一晚堆積的廢物排出來外，腸胃也可以因此變年輕，同時降低前一晚因為造尿而升高的血液濃度，避免中風發生。

❷運動前、中、後都要喝水

一般人都習慣運動後才喝水，其實運動前更應該先喝一杯水。若是運動時間較長，還應該在運動中持續補充水分。因為運動的目的是訓練肌肉並促進血液循環，運動前先喝一杯水，讓血液有充足水分，運動時血液流動才會更順暢，而肌肉與細胞也可因此獲得充足的氧氣與養分，不僅可以幫助代謝，也可避免身體因脫水引起橫紋肌溶解症，導致腎臟衰竭。

其實不只是運動，只要是活動量、排汗量大，或是沐浴、泡湯、三溫暖等會造成身體水分大量流失時，也都應該事先喝水。

❸解讀身體的缺水訊息，適時喝水

身體缺水時不一定會發出口渴指令，也可能會用其他訊息提醒你，像是尿液呈烏龍茶般的深黃褐色、便祕、舌頭味蕾與味蕾中間裂開、腋下沒有水氣、皮膚乾燥沒有彈性甚至出現皺摺等，都可能是身體過於缺水所造成的現象。此外，缺水者因血流量下降，會有血壓偏低的現象，且由於血液的含氧量下降，也會容易覺得疲倦，甚至出現飢餓感。

想要「解身體的渴」，最好飲用溫開水

掌握喝水時機，才能充分獲得水所帶來的好處

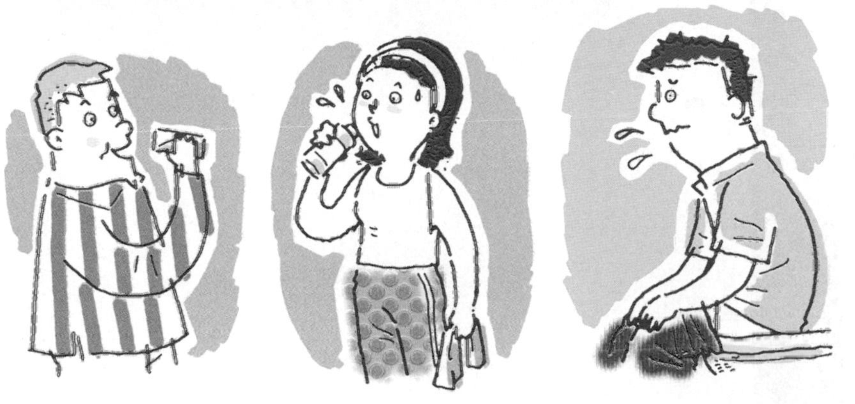

▲ 早上起床時　▲ 運動前中後　▲ 缺水訊息出現時

夏日炎炎，一般人都會覺得冰開水比較清涼解渴，但事實上溫開水比較好吸收，更可以「解身體的渴」。

此外，每天應該喝的水量，不要集中在同一時間，因為多餘的水分還是會以尿液方式排出。正確的喝水方式應該「少量多次」，每隔一段時間喝一點，且除了早上第一杯水和運動後以外，每次不要超過五○○毫升。

台灣街頭的茶飲文化，讓許多人習慣天天一杯手搖飲料，這類飲料雖然含有不少水，但所含的果糖、奶精都非常不健康。就算是不含糖的啤酒、濃茶、咖啡和紅豆湯，也一樣不能納入每日的水分攝取，因為這類飲料只會增加尿量，卻無法留在體內，前三項甚至有利尿作用，也就是只喝五○○毫升的啤酒卻會排尿八○○毫升，使得身體更缺水。

換句話說，飲料不僅不能取代水，假如是利

尿飲料，反而需要補充更多的水分才行。

除了含糖飲料外，很多人都誤以為運動飲料是健康、解渴的飲品，其實運動飲料喝太多反而會造成身體負擔。而且一般運動通常時間少於一小時，只要補充水就已足夠，運動飲料反倒容易「補過頭」。

此外，很多人喜歡喝山泉水，覺得「天然的尚好」，其實山泉水很容易受農藥、水蛭、寄生蟲和細菌污染，據二〇一四年五月台北市環保局檢驗資料顯示，民眾送驗的山泉水有一半含菌量（總菌落數及大腸桿菌群）超標，飲用風險極大，千萬不可輕易嘗試。

5大容易積水及缺水族群看過來！

最後還要提醒五大容易積水及四大容易缺水的族群，每日喝水量必須視自身狀況調整增減，這些族群詳列如上表。

5大容易積水族群 飲水量需彈性減少	❶ 女性月經來潮前 ❷ 有腎臟病的人 ❸ 有肝硬化的人 ❹ 心臟衰竭的人 ❺ 有精神分裂症的人
4大容易缺水族群 飲水量需彈性增加	❶ 60 歲以上老人 ❷ 有腹瀉、嘔吐狀況的人 ❸ 幼兒 ❹ 腎功能不全（尿毒指數偏高）的人

名醫小講堂

洗澡、游泳的水也要當心！

淋浴、泡澡時，最易受到三鹵甲烷污染

在充分了解「喝什麼水」、「怎麼喝水」後，我還要提醒大家，不只要注意喝的水，用的水一樣不可大意！

在本章前面我就說過，台灣自來水以「氯」消毒，水中餘氯遇上有機物會產生具有腎毒性、肝毒性及致癌性的三鹵甲烷，而這個健康殺手不只會透過飲水傷害我們，還會經由皮膚與呼吸毒害人體。二〇〇八年巴克（Backer）博士等人發表於《環境衛生》期刊的一項研究發現，淋浴、沐浴是居家三鹵甲烷暴露最重要來源，許多人即使飲水品質獲得控制，但仍然會在洗澡的過程中，受到三鹵甲烷的危害。

如果洗澡以十分鐘計算，水中氯有四〇％是吸入，三〇％是經皮膚吸收；當洗澡時間增加為二十分鐘，吸入的氯變成六〇％，皮膚吸收為三〇％，這顯示在密閉的浴室空間中，經由呼吸和皮膚吸入的量相當驚人，且淋浴時間越長，水溫越高，蒸氣中的有毒化學物質就越多，所以吸入量較皮膚吸收量明顯增加。

據估計，淋浴十分鐘後，浴室內有毒氣體的濃度要比淋浴五分鐘的濃度高約四倍；換句話說，洗澡的時間越久，恐怕也風險越高。因此我不鼓勵泡澡，如果真要泡，也別超過十分鐘，許多人動輒一泡就半小時，實在不是明智之舉。

室內游泳池待太久，小心吸入高濃度三鹵甲烷

除了家中自來水外，游泳池也是一個容易產生高濃度氯與三鹵甲烷的場域。游泳池為了消毒，會添加許多氯，加上池水內混雜著人的汗水、口水、排泄物等有機物相當多，就會形成三鹵甲烷。如果是溫水游泳池的話，情況恐怕會更糟，因為三鹵甲烷更容易被蒸發，而三鹵甲烷又比氧氣重，所以就會累積在水面上，游泳者換氣時容易大量吸入體內。

二〇〇六年就曾有過一個真實案例。一位健康的六歲小男孩跟親戚到室內游泳池游泳，小男孩游了三個鐘頭後開始咳嗽，回家後情況繼續惡化，出現呼吸急促現象而送急診就醫，到院不久即因出現缺氧現象轉送加護病房，診斷結果為化學物質引起的會厭炎及咽喉支氣管炎。後來才知道，同一游泳池的泳客中，有五名泳客出現類似症狀，檢查游泳池後才發現，三鹵甲烷竟高於上限值的八倍。

所以游泳前，要謹慎選擇游泳池的環境，例如室外泳池有開放空間，會比室內泳池安全，若是室內游泳池，則一定要注意通風。同時館方應隨時監測池水中三鹵甲烷含量，並且最好使用非氯系的消毒劑。

此外，很多人喜歡晨泳，但如果是到游泳池，早上並不是一個好時間，因為游泳池晚上不會打開通風設備，一夜蒸發的三鹵甲烷，會在一清早達到最大濃度，所以一大早到溫水游泳池的人，受三鹵甲烷的傷害反而最大。

○ 你知道錯誤的飲食和習慣 ╳ 會毒害腎臟嗎？

一分鐘檢視你的「護腎防毒度」！

以下幾個問題當中，認為正確或符合敘述請打「○」，不正確或不符合敘述請打「╳」，或是依問題勾選出正確答案，每一題得 1 分，最後統計得分。

- □ 1. 每天有 1 到 2 餐是外食
- □ 2. 喜歡喝飲料，大約每 2 天就會購買一杯含糖飲料
- □ 3. 常有頭痛、生理痛等疼痛問題，大都去藥局買非類固醇止痛藥服用
- □ 4. 經常熬夜，睡眠不足 8 小時
- □ 5. 經常染髮，平均 3 ～ 6 個月就會染一次
- □ 6. 下列哪個選項，可以安心地吃？①豆腐 ②乳酪 ③水煮蛋 ④以上皆是
- □ 7. 什麼習慣容易傷害腎臟？①憋尿 ②抽菸 ③熬夜 ④以上皆是
- □ 8. 哪一種方式可以消除家具所散發的揮發性有機化合物？①空氣觸媒 ②放在戶外通風處一個月 ③用小蘇打水擦拭 ④以上皆是
- □ 9. 哪些藥物可能有腎毒性？①龍膽瀉肝湯 ②廣防己 ③非類固醇止痛藥 ④以上皆是
- □10. 哪種建材容易含有毒且含放射線的氡氣？①壁紙 ②花崗岩 ③水泥 ④以上皆是

解答

1	×	2	×	3	×	4	×	5	×
6	3	7	4	8	1	9	4	10	2

評分

● **總分超過 8 分（含）以上**

恭喜你！你的防毒知識很豐富，只要將防毒知識充分落實於生活中，就能避免毒素侵害，打造全方位的健康生活。

● **總分在 4 ～ 7 分之間**

一般人的平均得分。你的防毒知識稍嫌不足，已讓腎臟暴露在相當程度的有毒環境下，日積月累勢必會損傷腎臟機能，請加強防毒知識，讓腎臟遠離毒害威脅。

● **總分在 3 分（含）以下**

狀況緊急！你的防毒知識嚴重不足，腎臟已嚴重暴露在有毒環境下，腎臟機能也可能已受到損傷！請盡速就醫檢查腎臟狀況，並加強生活防毒知識，打造無毒的生活空間。

謹「腎」防毒第1招 飲食要用心，避免毒從口入

你不知道的毒素危機就藏在飲食中

人有兩顆腎，只要正常使用，即使隨年紀正常衰退，照道理用一二〇年是不成問題的。然而所有進入人體的水分、食物和藥物，在經過消化吸收代謝後，全都需要透過腎臟過濾，假如當中含有腎毒性物質，就會對腎臟造成嚴重傷害。我在本書第一章已提到，生活中潛藏的各種「毒素」，正是台灣人洗腎率居高不下五大原因之一，因此要保護腎臟除了多喝好水，更需要「謹慎防毒」！

俗話說：「病從口入」，防毒第一步，當然應該從入口的食物開始。環境污染、食安風暴，使得我們常「毒」從口入而不自知。也許你會納悶：「全球都有環境污染，加工食品也不只台灣才有不是嗎？」是的，這些問題各國都有，但影響和嚴重性卻不像台灣這麼嚴重。

台灣人的飲食型態有很多問題，諸如：外食人口太多、愛喝飲料、塑膠製品使用氾濫、食品添加物的管控法令漏洞太多等等。此外，台灣地狹人稠，污染的影響更加嚴重，受工廠廢水污染的河川流經農田、魚塭，導致許多作物跟著受到污染，再加上鄰近污染問題嚴重的中國、東南亞，許多食

材、原料都是從這些地方進口不說，連戴奧辛等毒素都漂洋過海而來。近年世界衛生組織（WHO）更將中國到菲律賓的西太平洋地區以及東南亞，定為全球污染最嚴重的重災區……。這麼多潛在於環境中的因素長期累積下來，導致身居寶島的我們，比歐、美、澳、日有更嚴重的毒素危機，「如何防毒」已是全台民眾都應學習的課題。

想要吃的安心？請遵守「4少1精選」飲食原則

那麼，如何防毒才能吃的安心、避免腎病找上你？依據國人的飲食習性，我認為只要能遵守「四少一精選」原則，就能大幅降低「毒從口入」的機率。

原則1 少吃外食 別把健康交給看不見的廚房

台灣人的外食比例高，根據調查，有高達四成的民眾，平均每天外食超過兩餐。小小的台灣，光是二〇一三年外食商機就高達四三〇〇多億元，等於一年光是吃，就吃掉十座台北一〇一。而另一項針對新北市國小三到六年級學生的調查更顯示，幾乎每天每位小朋友都有一餐外食。

當我們把健康交給看不見的廚房，又該如何為自己的健康把關呢？可別以為多花點錢到高級餐廳或飯店用餐就有保障，許多在五星級飯店工作的廚師朋友私下告訴我，廚房並沒有SOP的洗菜流程，有些甚至幾乎不洗菜只泡水；此外，餐廳的食品安全專業也很讓人憂慮，像是許多五星級飯店的生魚片吧檯，竟然出現容易有寄生蟲卵的淡水魚（如台灣鯛），讓我看了頻頻冒冷汗。

還有，近年來連續爆發的飲食安全事件，從三聚氰胺、塑化劑（磷苯二甲酸酯）到毒澱粉（順丁烯二酸），每一項都會嚴重傷害腎臟，而一般餐廳、小吃店為了降低成本，多半不會使用經過仔細檢驗的食品、食材，無形中也增加了攝取黑心食物的機率。像本來宣稱湯底用蔬果、洋蔥為基底熬湯頭的知名麻辣鍋店，二〇一四年初就被踢爆不僅湯頭使用雞湯塊，而且部分食材更驗出農藥及汞、鎘等重金屬殘留。所以，我認為要預防毒從口入，第一步就是「少吃外食」，自己在家煮，親自為自己的健康把關。

原則2 少碰加工食品
——吃看得到原形和原味的食物

其次要提醒大家「少碰食品」。所謂的食品，可不只糖果、餅乾等零食而已，還包含麵條、米粉、豆腐、豆干、酥炸粉、番薯粉、醬油、食用油……等眾多食材，因為這類食材都經過「食品加工」，為了讓食材變得好吃、變得好看同時耐保存，都會使用食品添加物。身為腎臟科醫師，我認為即使是合法添加物也一樣不安全，因為許多食品添加物已被醫學界發現會影響人體健康（見左頁表），而過去也曾發生原本可以合法使用，但後來才發現會危害人體的情形，像是溴酸鉀、甘精和色素紅色二號本來都是合法的食品添加物，後來才被證實具有致癌性而被禁用。

因此我要呼籲大家少碰加工食品，盡量吃看得到原形和原味的食物，雖說原形食物也未必不含添加物，但風險至少已經降低許

不得不購買食品時，請注意以下有健康疑慮的添加物

類 別	品 目	常使用的食品	對健康可能的影響
防腐劑	去水醋酸鈉	乾酪、乳酪、奶油、人造奶油	具致畸胎性
抗氧化劑	BHA、BHT	油脂、速食麵、口香糖、乳酪、奶油	BHA 確定為致癌劑，BHT 有些研究顯示具有致癌性
人工甘味劑	糖精、甜精	蜜餞、瓜子、醃製醬菜、飲料	經動物試驗顯示，會導致膀胱癌
	阿斯巴甜	飲料、口香糖、蜜餞、代糖糖包	眩暈、頭痛、癲癇、月經不順、損害嬰兒的代謝作用（苯酮尿症者不可以食用）
保色劑	亞硝酸鹽	香腸、火腿、臘肉、培根、板鴨、魚干	與食品中的胺結合成致癌物質亞硝酸胺鹽
漂白劑	亞硫酸鹽	蜜餞、脫水蔬果、金針、蝦、冰糖、新鮮蔬果沙拉、澱粉	可能引起蕁麻疹、氣喘、腹瀉、嘔吐，亦有氣喘患者致死案例
人工合成色素	黃色四號	餅乾、糖果、油麵、醃黃蘿蔔、火腿、香腸、飲料 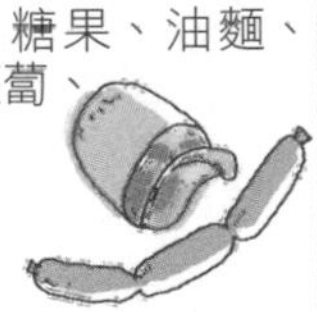	以石油工業產物——焦煤為原料合成，有害物質混入的機會很多，本身毒性強，有致癌性的隱憂，會引起蕁麻疹、氣喘、過敏
殺菌劑	過氧化氫	豆腐、豆干、素雞、麵腸、魚漿、肉漿製品、死雞肉（漂白並除異味）	會刺激腸胃黏膜，吃多了可能引起頭痛、嘔吐，有致癌性。規定食物中不得殘留，不得作漂白劑

多。

原則3 少喝飲料
1杯微糖飲料等於10顆方糖

本書一開始我曾提到，糖尿病患者增加是導致台灣洗腎人口居高不下的最大原因，而含糖飲料則是引發糖尿病上身的重要因素之一。

研究發現，成年人與兒童的體重增加與肥胖，與含糖飲料的攝取量成正相關[1]，習慣喝加糖飲料會增加代謝症候群與第二型糖尿病危險性[2]，因此美國糖尿病學會自二〇一二年起，已在糖尿病初級預防上增加「第二型糖尿病高危險群應限制含糖飲料攝取」的建議。

另一項於二〇一四年九月發表在《美國心臟病學期刊》的研究也發現，糖會增加高血壓的風險，而血壓越高，腎臟壞的越快。

我之所以直接說要「少喝飲料」，原因之二就是「台灣人真的很愛喝飲料」。根據統計，國人飲料攝取頻率比十年前增加兩倍，平均每二天就喝一杯含糖飲料，且近五成學童每天喝一瓶飲料，名列世界第二。含糖飲料大多使用便宜的人工合成高果糖糖漿，即使是連鎖茶飲店也一樣。國內知名媒體便曾檢測發現，即使是一杯「微糖」綠茶，含糖量也相當於十顆方糖，而全糖綠茶則高達十七顆方糖。

過多糖分是造成肥胖的元兇，然而含糖飲料的危害還不只如此，因為它所使用的是由玉米澱粉加工製成的高果糖糖漿（High-Fructose Corn Syrup，簡稱HFCS），攝取過量會產生更多健康危害，如三酸甘油酯升高、脂肪肝、代謝症候群、尿酸升高、心血

遵守「四少一精選」，避免腎病找上你

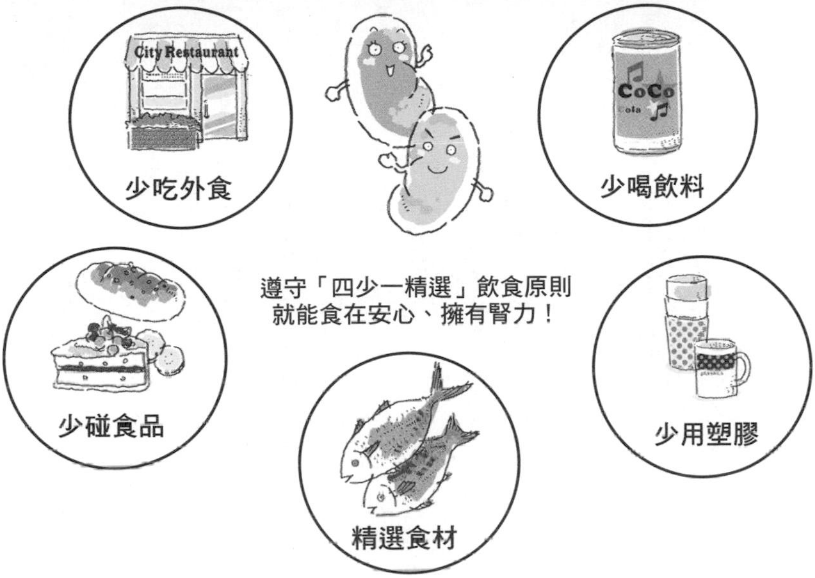

管疾病、失智甚至癌症，當然也會增加腎臟病變的機率。

可怕的是，含糖飲料會造成血糖急速上升，喝起來感覺很好，而且會越喝越想喝，最後形成「糖上癮」。難怪台灣街頭的茶飲店，一年四季都忙到要拿號碼牌排隊，茶飲容量也越來越大杯，因為很多人都上了癮、每天都想喝，所以含糖飲料一定要少碰，最好能不喝就不喝，才是上策。

---

1 Malik VS, Schulze MB, Hu FB. Intake of sugar-sweetened beverages and weight gain: a systematic review. Am J Clin Nutr 2006;84:274—288

2 Malik VS, Popkin BM, Bray GA, Despre's JP, Hu FB. Sugar-sweetened beverages, obesity, type 2 diabetes mellitus, and cardiovascular disease risk. Circulation 2010;121:1356—1364

原則4 少用塑膠
——用對餐具就能減少塑毒攝取

塑化劑事件後，許多人都已經了解塑膠製品對人體的危害，也明白像保鮮膜、塑膠袋會溶出塑化劑，所以微波加熱時不再使用保鮮膜，裝熱食、熱湯也會避免使用塑膠袋，整體來說已經進步不少，但實際上這些動作減少的塑毒劑量恐怕一半不到！不相信？看看你家中的櫥櫃吧！從水壺（杯）、保鮮盒、碗盤、筷子、湯匙到嬰兒用的奶瓶，真的沒有塑膠製品嗎？還有外食常使用的紙盒、紙杯，這些紙製餐具的內層都會塗上由聚乙烯製成的防水膠膜，所以還是會碰到塑膠製品。

塑化劑屬環境荷爾蒙，若長期暴露過量，不但會干擾內分泌，還可能使男童出現女性化行為傾向，女童也會出現性早熟症狀。其中鄰苯二甲酸酯類不僅會影響人類的生殖和發育，造成流產、生殖率降低、精子數異常等問題，還會提高肝癌和腎癌風險，造成腎功能衰竭、血壓升高、腎臟水泡增加，所以我相當反對使用塑膠餐具，即使是號稱最安全的PP聚丙烯也一樣。

坊間小吃店相當愛用的美耐皿餐具也要注意，因為美耐皿的成分其實是三聚氰胺，產品若品質不良或使用時有破損、刮痕，便會造成三聚氰胺、甲醛或重金屬等物質溶出，進而透過食物進入人體。二〇一一年消基會抽檢市面上販售的美耐皿，依照日本衛生檢驗法檢驗，結果通通溶出三聚氰胺。而高雄醫學大學研究團隊人體實驗更發現，用美耐皿泡泡麵，一碗麵湯下肚，尿液即可驗出三聚氰胺，而三聚氰胺會造成尿路結石及膀胱癌。

總之，盡量少用塑膠製品，即使外食也務必自備餐具，千萬別為了暫時的方便，而失去永遠的健康。

原則 5 精選食材
——買對食材才能吃出真正健康

剛提到少碰加工食品，盡量吃看得到原形和原味的食物，可是原形的食物也難免含有添加物，如蔬果農藥殘留、養殖漁獲使用皂黃染色、肉品含有抗生素與瘦肉精等等，使得傳統選購方式難以判斷食材好壞——明明按壓肉質有彈性且鰓呈鮮紅色的魚，卻反而可能添加了二氧化硫和甲醛保鮮——精挑細選卻買到有毒的食材，真叫人情何以堪？

其實，「買菜」是有學問的，而且學問還必須「與時俱進」，不僅要認識食材的真實面貌，更要了解其潛藏風險。像是了解台灣哪些蔬菜的農藥殘留不合格率最高、什麼時間採收的農作物最容易有農藥殘留、如何判斷水產漁獲的色澤到底是真的新鮮還是經過發色處理……等等，這些我在前一本著作《食在安心》中已有詳細的圖文對照說明，有興趣的讀者不妨參考該書。

總之，要掌握飲食安全就必須有危機意識，只要選購時多一分謹慎，就能為自己多加一分健康。

謹「腎」防毒第2招

打造無毒空間，環境也要防毒

人的一生有90%時間在室內，房屋品質不容輕忽

想要避免腎臟受到毒害，除了小心食物的毒，更得小心環境的毒。

近年來養生飲食觀念興起，加上連續的食安事件，越來越多人開始注重吃的健康問題，但是臨床上，卻仍有許多病症是由「不明原因」所引起。我在二〇〇四年曾接觸過一名年輕的患者，剛結婚就因雙腳水腫及體重增加十公斤而就醫。經尿液、抽血及腎臟切片檢查後，證實罹患了局部性腎絲球硬化症，雖然使用了包括類固醇及細胞毒性藥物等強烈藥劑進行治療，但腎功能仍急遽衰退、瀕臨洗腎。當時我很納悶，因為年輕的他並沒有引發疾病的因子，最後發現在他發病前不久曾因結婚裝潢新房，讓我靈機一動：「會不會跟環境有關？」結果實地檢測之下，果然印證了我的推測——新房子裡的有毒裝潢材料就是病因！

隨著一篇篇關於病態建築的報告出爐，許多醫學的研究也發現，居家建材所含的甲醛等揮發性有機化合物，與癌症、腎病等疾病有很大關聯。大部分人都認為，新裝潢的房子或者新買的家具難免會有一些味道，只

室內空氣 5 大殺手在哪裡？

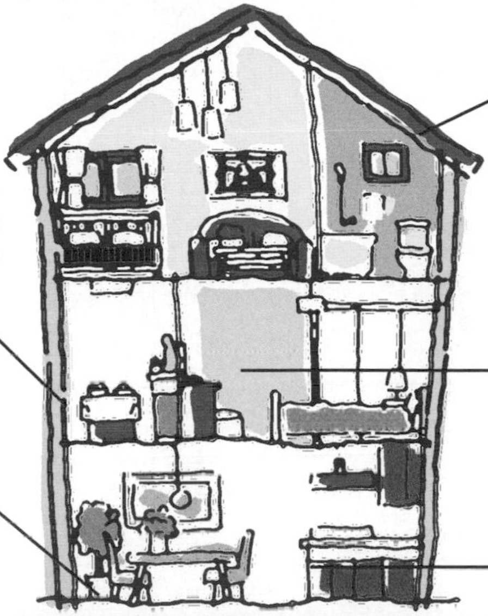
② 石綿
天花板、隔間常用的矽酸鈣板中
① 揮發性有機化合物
油漆塗料、合板、黏著劑、地毯、窗簾等裝潢建材和桌椅、櫃子傢俱用品中
④ 超細懸浮微粒
「燃燒」行為，例如：燒香、燒金紙、點蚊香
③ 氡氣
屋內的花崗岩、大理石建材
⑤ 黴菌孢子
浴室、廚房等潮濕地區

室內空氣殺手	殺手鐧
① 揮發性有機化合物（簡稱 VOCS）	揮發性有機化合物種類很多，包括致癌的甲醛、甲苯、二甲苯、苯乙烯等，會造成記憶混淆、神經系統受損、憂鬱症、肺中毒與肝腎功能受損，嚴重時還會致癌
② 石綿	無色無味且非常細小，很容易透過呼吸進入人體，甚至進入微血管中，造成細胞病變而引發肋膜癌、塵肺癌、肺癌等
③ 氡氣	存在於大自然中的有毒氣體，並且含有放射線，具有致癌性
④ 超細懸浮微粒	最小可達 2.5 微米，由於鼻毛和肺部纖毛只能攔阻大於 5 微米的微粒，所以超細懸浮微粒可一路進入肺泡甚至沉入肺泡微血管中，並藉由血液循環跑遍全身，對全身健康都有影響，特別是心、肝、肺、腎及大腦
⑤ 黴菌孢子	黴菌在濕度 50 度、溫度 11℃以上就會大量繁殖，繁殖時所噴發的大量孢子會影響呼吸道甚至引發氣喘（已有研究發現黴菌對氣喘的影響更勝塵蟎），同時還會引起慢性疲勞、關節疼痛以及病屋症候群

要過一陣子就沒事了，但事實上甲醛、甲苯等揮發性有機化合物會存在長達三至十二年，而我們待在室內的時間，幾乎占了一生中九〇%之長。假如建材、家具有問題，就等於你的身體無時無刻都在受其侵害，實在是不能輕忽！

有「毒」的居住環境不僅傷害腎臟，更會致癌！

先前我說，室內的空氣其實比外面的空氣更髒更毒，很多人可能不相信，因為大多數人從戶外進入室內後，用紙巾一抹臉，紙巾就會染上一層黑污，可見戶外的空氣品質相當惡劣。的確，戶外的空氣也有它的問題，工廠排放的黑煙、汽機車排放的廢氣，讓空氣充滿二氧化氮和懸浮微粒。不過環保署說，室內的空氣真的比戶外的還要糟糕，因為室內屬於半密閉空間，不僅空氣的含氧量明顯低於戶外，而且二氧化碳、揮發性有機化合物（如甲醛、甲苯等）更明顯高於戶外，加上人一生待在室內的時間極長，因此對人體健康影響更大。

這也正是我為何從腎臟科醫師變成魚醫師、然後又變成房子醫師的原因。因為腎臟是人體的排毒器官，如果環境中的「毒」大於我們所能負荷的範圍，腎臟當然是首當其衝。更何況醫界已經證實，有毒的房子不僅會傷害腎臟健康，更容易致癌。

揪出室內空氣 5 大殺手，打造無毒生活空間

那麼，該如何揪出潛藏在室內的毒呢？

很簡單，就是從維持生命的三大要素——水、食物和空氣著手。先前我們已分析過水和食物中的可能毒素以及防毒方法，接下來就讓我們一起來看看，一二一頁列出的室內空氣殺手有哪些，只要預防這些恐怖殺手入門，就能打造一個無毒的健康生活空間。

6大防毒策略超簡單，還你無毒空間

現在，我們已經揪出了五大室內空氣殺手，假如你還不清楚該如何請它們Get out（出去），以下六大環境防毒策略，可以協助你更有效率的終結環境毒素、打造無毒空間。

策略1 聞聞看！有味道就是警訊

空氣是沒有味道的！所以當屋內裝潢和家具出現一股特殊氣味，便極有可能是揮發性有機化合物在作怪。

策略2 委託專業機構為房子健檢

即使聞起來沒味道，也不見得就一定沒問題，因為人的鼻子靈敏度有限，只能做最基礎的把關。例如美國胸腔醫學會建議空氣中的甲醛濃度不可超過〇・一ppm，但其實〇・八ppm以下鼻子就很難聞出來了。而且根據美國的實驗，裝潢和家具裡的甲醛最長要十二年才會散去，日本的研究甚至發現要二十年，因此有些老房子、舊家具雖然聞起來沒有特殊味道，但揮發性有機化合物的濃度還是有超標的可能。此外，像是氡氣、放射線和超細懸浮微粒本來就沒有味道，所以若能力許可，最好是委託專業機構檢測，特別是自住的房子，一次檢查一生安心，絕對是值得的健康投資。

策略3 提高室內通風率

要避免室內揮發性有機化合物、氡氣和二氧化碳濃度過高，最好的方法就是提高室內通風率（也就是室內新鮮空氣交換量）。假如通風率不夠，不僅濃度會增高，這些氣體在密閉空間還會產生毒物累積而毒上加毒。此外，台灣民眾喜歡大面積的景觀窗，但常常沒有做通風設計，結果反而使室內揮發性有機物濃度變高，嚴重威脅居住者的健康。在此，提醒大家裝潢時一定要注意，窗戶要有通風設計，若能同時規畫並安裝熱交換機，效果會更好。

一般提高室內通風率最簡單的方式就是多開窗，不過由於戶外超細懸浮微粒的含量較大，開窗反而會使微粒進入室內，尤其家住都會區或大馬路旁邊者，開窗的時間跟大小都要很注意。建議室外交通流量大、空氣品質較糟時暫時關窗，平時則至少開窗十公分並加掛窗簾，既可促進空氣流通，也降低懸浮微粒飄進室內的機會。同時為了提高室內的通風量，建議可開啟通風設備或加裝抽風機，對提升通風率也有不少幫助。

策略4 丟掉有害的家具

如果發現揮發性有機化合物主要是來自家具，最好的方式就是重新換過，或是添點預算，請空氣觸媒、光觸媒或去甲醛的業者施工處理。

策略5 種植淨化空氣的植物

許多植物可以淨化室內空氣，如吊蘭、

虎尾蘭、孔雀竹芋、非洲茉莉、馬拉巴栗（發財樹）、蘆薈、巴西鐵樹、山蘇、波士頓腎蕨等，可以有效吸取甲醛濃度。黃金葛、常春藤、龍舌蘭對吸附總揮發性有機化合物的濃度也有不錯的效果。民眾若想知道可以淨化空氣的植物還有哪些，行政院環境保護署有《淨化室內空氣之植物應用及管理手冊》可提供下載。網址：ivy1.epa.gov.tw/air/object/淨化室內空氣之植物應用及管理手冊.pdf。

策略 6 注意濕度，避免屋內漏水

台灣全年至少有三〇〇天的溫濕度適合黴菌生長，所以很多房子都有黴菌問題，尤其是浴室、廚房等地方。黴菌一旦出現，就會越積越多，因此潮濕的空間更要注意乾燥通風，利用溫濕度計搭配除濕機、冷暖氣機使用，使室內溫度維持在一八℃至二八℃、相對濕度在四〇％至六〇％之間，就能預防黴菌繁殖。萬一出現黴菌，可將漂白水和自來水以一比十的比例稀釋後刷洗，就可以消滅黴菌。但是如果漏水問題不解決，遲早再長出黴菌。

此外，屋內若有漏水情形，黴菌問題就會更加嚴重。所謂的漏水，並不限於有水滴下來或看得到水的反光才算漏水，只要牆面有壁癌、發霉或油漆脫落等狀況，就代表牆壁可能有隙裂縫、滲水、漏水等問題，建議務必委請專家「抓漏」，才能徹底改善。

讀者若想更進一步了解如何杜絕住家環境的毒害，建議不妨參閱我先前出版的《別讓房子謀殺你的健康》一書。

謹「腎」防毒第3招 避開常見腎毒性藥物

不是西藥都傷腎，只要注意腎毒性藥物即可

常聽到有糖尿病、高血壓的患者問我，已經吃了十幾年的藥，很擔心西藥傷腎，現在腎臟果然又出問題，原來的藥是不是該減半吃？

「西藥傷腎」的迷思，先前我已經做過澄清，主要是來自一些腎毒性藥物，才會造成大家的誤解。其實有腎毒性的藥物並沒有大家想像中多，偏偏常被濫用的藥物剛好都是有腎毒性的那幾種，例如止痛劑就具有腎毒性，可能會引起腎絲球腎炎和腎前性腎衰竭，但它卻是人們最常自行購買服用的藥物之一。

此外，像是感冒糖漿也具有腎毒性。二〇一四年三月國內一則醫藥新聞報導，一個三歲小女童出現高血壓、高血脂、高尿蛋白等症狀，經診斷發現，腎臟有過度負荷狀況，可能有腎臟病之虞，追查之下才知道，是因為女童經常感冒，所以服用過量成藥導致。換句話說，這些狀況都是因為人們不清楚哪些藥物具有腎毒性，才會吃出問題。

可能引發腎功能病變的中草藥

含馬兜鈴酸藥草的中藥有：龍膽瀉肝丸製劑、廣防已、漢防已、木防已、關木通、青香藤、青木香、南木香、天仙藤、噚骨風、通城虎、硃砂蓮、假大薯、淮通、管南香、鼻血雷、白金古欖、細辛、黃細辛、花臉細辛、 召葉細辛、杜仲、金耳環等。

常見的腎毒性藥物

成藥

NSAIDs 止痛劑
（非類固醇類消炎止痛藥）

對策▶不吃成藥
市售成藥種類眾多，除了常見的 NSAIDs 止痛劑外，也可能含有其他具有腎毒性的成分，預防的唯一方法就是不要亂吃

處方用藥 & 診斷試劑

處方用藥

- Acyclovir ：治療疱疹的口服抗病毒藥品
- ACE-I/ARBs ：血管張力素轉化酶抑制劑（高血壓用藥）/ 血管張力素 II 受體阻斷劑（心衰竭用藥）
- Anti-ngiogenesis drugs ：血管生成抑制劑（癌症治療藥物）
- Aminoglycosides ：胺基醣甘類抗生素（常用於革蘭氏陰性菌感染）
- Anabolic androgenic steroids（用來長肌肉的男性荷爾蒙）
- Atazanavir ：強效蛋白酶抑制劑（抗愛滋病毒藥物）
- Calcineurin inhibitors ：局部磷酸酶抑制劑（一種排斥藥物的免疫製劑）
- Cetuximab ：爾必得舒注射液（標靶藥物，治療癌症，但也可以治療類風濕性關節炎）
- Cisplatin & other chemotherapeutics ：順鉑（一種含鉑的抗腫瘤劑）與其他化療藥物
- Diuretics ：利尿劑
- Exenatide : 艾塞那肽（降血糖 - 糖尿病用藥）
- Hydralazine 血管擴張劑 (高血壓用藥)
- IL-2(high does) : IL-2（高呢）
- Indinavir ：特異性蛋白酶抑制劑（治療愛滋病）
- Interferon-α,-β,-γ 干擾素（治療 C 肝）
- Methotrexate ：滅殺除癌錠（治療癌症）
- Pamidronate : 抗癌藥物
- PTU 丙基硫氧嘧啶（治療甲亢）
- Sulfa drugs ：磺胺類藥物（治療腦膜炎、肺炎以及其他傳染疾病）
- Topiramate ：妥泰（抗癲癇藥物）
- Triamte rene ：利尿劑

診斷試劑

- 含碘顯影劑（常用於電腦斷層、靜脈尿路攝影）

對策▶提醒醫師
有些必要的處方用藥和診斷試劑具有腎毒性，因此若有腎功能問題一定要告知醫師，請醫師一起幫忙監控腎功能狀況

中草藥

- Alfalfa and black cohosh ：紫花苜蓿和黑升麻
- Cape aloe ：好望角蘆薈（南非蘆薈）
- Chinese herb (Aristolochia spp.) ：中藥（馬兜鈴屬）
- Chinese yew ：中國紅豆杉
- Coneflower (Echinacea spp.) ：紫錐菊（紫錐花屬）
- Creatine ：肌酸
- fish gallbladder ：魚膽（鯉科）
- Glucosamine ：葡萄糖胺
- L-lysine ：離胺酸
- Ma Huang ：麻黃
- pennyroyal ：薄荷油
- Propolis ：蜂膠
- star fruit ：楊桃
- St John's wort ：聖約翰草
- wormwood oil ：苦艾油
- yellow oleander ：黃花夾竹桃

對策▶小心選擇
盡量避免吃中藥，除非有檢驗確定安全性；選擇保健食品要小心，吃的過程中要隨時注意腎功能

中草藥不一定比較安全，可能引發腎功能病變

大部分的西藥說明都會標註副作用，有些人看到那麼多副作用，就改吃中草藥。我這裡所說的中草藥，不光指我們熟悉的中藥，還包含歐美國家行之有年的草藥（歐美稱為傳統藥物）。

這些中草藥的確在很多方面有卓越療效，但存有兩大問題值得重視。一是先前已提到的中藥污染問題，二是一般人對歐美草藥的副作用並不清楚，而國內又沒有非常了解草藥功效的自然醫學專科醫師，因此亂用中草藥反而可能未蒙其利、先受其害。

許多傳統中草藥已被發現可能造成多種腎傷害，包括傷害腎小管，造成急性腎小管病變或壞死、導致血管收縮使腎臟產生缺血性損傷、引起過敏導致間質性炎症腎病變、促使肝功能衰竭而引發肝腎病變、引發橫紋肌溶解症導致腎衰竭等，實在不能小看它的嚴重性。

我曾檢驗過台灣最常使用的四種中藥：當歸、杜仲、四物、紅棗，結果鉛含量都很高，因此我非常反對民眾亂吃中藥，除非你有檢驗確定它無毒。

至於歐美草藥，通常會製成保健食品，只要吃得對，效果確實會比藥物更好。然而保健食品的選購是門大學問，市場上有許多根本沒有經過人體對照雙盲實驗證實效果的產品，就算真的是經研究證實有效的成分，還得注意是否有污染、虛報劑量以及各族群如何正確服用等問題。

吃對保健食品，效果比藥物好！

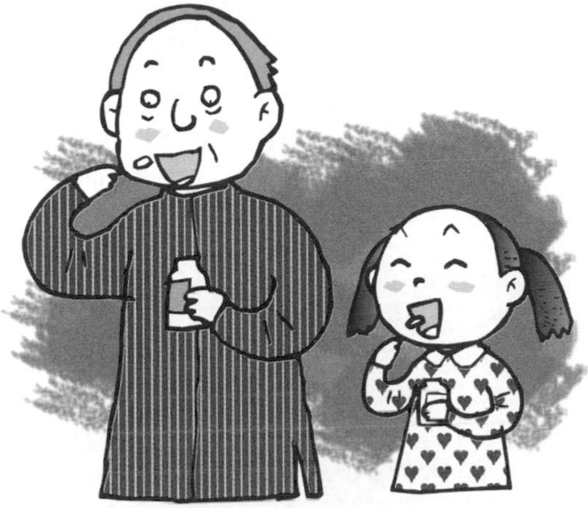

▲ 服用保健食品，要掌握「天天定時定量」、「精準記錄用量」、「正確保存」三大原則，才能吃得健康

在本篇「常見腎毒性藥物」中，我將列出刊載於《自然腎病學臨床應用》期刊[3]中可能引發腎功能病變案例的中草藥（見一二七頁表）。當然，其中有些項目並非絕對不可服用，只是有些人的體質不適合，服用後可能引起腎功能病變，因此服用前務必先確認自己的腎功能狀況，且吃的過程中也須隨時注意才行。建議讀者如想進一步了解哪些保健食品經過人體研究證實功效、國人最需要哪十大保健食品、保健食品該如何選擇、男女老少各族群又該怎麼吃……等問題，可翻閱我先前出版的《吃對保健食品！》一書，會針對以上問題，提供詳細說明。

3 Luyckx and Naicker, Nature Clinical Practice Nephrology (2008)

謹「腎」防毒第4招
改掉會傷害腎臟的5大危險習慣

在你不知不覺中，危險生活習慣正在傷害腎臟

現代人的工作緊張忙碌，常在不知不覺中養成傷害腎臟的危險習慣。像是一忙就忘了上廁所、熬夜晚睡導致睡眠不足，還有飲食過度、飲食過量、運動不足導致血糖、血壓、血脂偏高，以及抽菸等等，每一項都是會嚴重影響腎臟健康的壞習慣。

危險習慣1 經常憋尿

憋尿雖然只是一個小動作，但對健康卻有極大的影響。因為尿道長時間沒有尿液經過，便無法將尿道口的細菌沖走，大量的細菌會在尿道聚集，很容易引起發炎，進而引發尿道感染。可別小看尿道感染，它可能引起嚴重的併發症，如腎乳頭壞死、腎周圍膿腫等，甚至導致腎衰竭而得終身洗腎。此外，萬一帶菌的尿液流回腎臟，就可能引發急性腎盂腎炎，嚴重時還會導致敗血症，造成生命危險，大家千萬不能小看「憋尿」這個小習慣。

雖然排尿次數因個人和季節因素而有差異，但每日大約在六至十次之間，以平均值八次計算，一天二十四小時扣除睡眠八小時後還有十六小時，也就是大約每二個鐘頭便

小心！這些都是會傷害腎臟的危險習慣

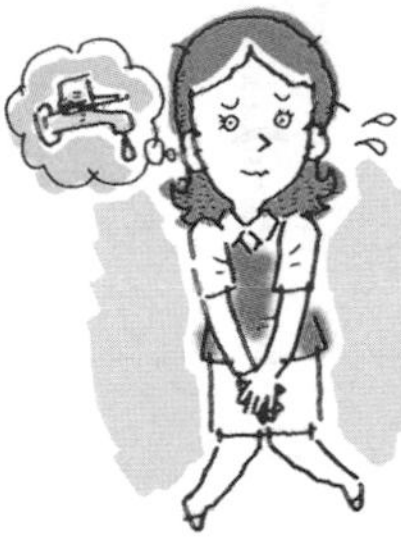

▲ 經常憋尿

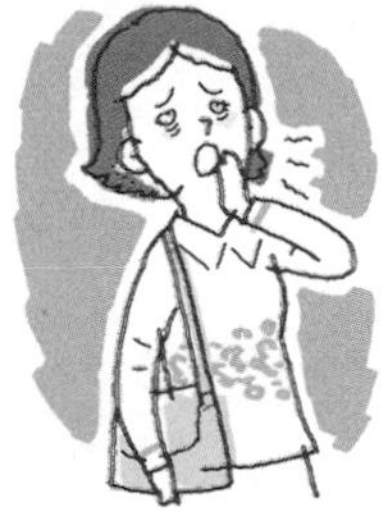

▲ 睡眠不足

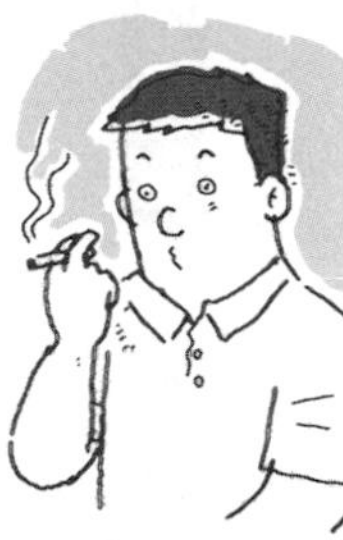

▲ 經常抽菸

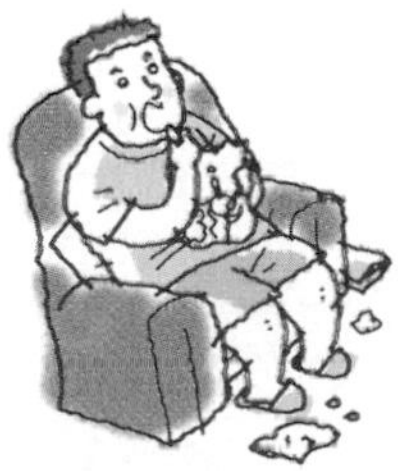

▶ 運動不足

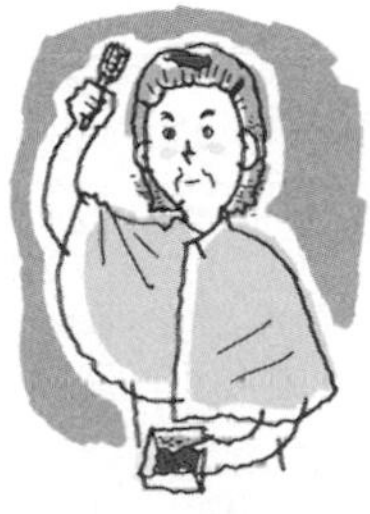

◀ 經常染髮

要排尿一次，假如次數太少，就該多喝點水以增加排尿。至於經常尿路感染的女性，則要注意在性交後先排尿再入睡，因為性交過程常會把細菌帶入尿道，引發尿道感染。

危險習慣 2 經常菸檳酒

一支香菸經過燃燒可產生尼古丁、焦油、一氧化碳等四○○○多種化合物，這些毒素進到體內，不只是肺，對腎臟和全身組織都有傷害。所以要避免腎臟受損，杜絕菸害是第一要務，請大家務必戒菸。

不只是菸，酒精也會刺激腎臟，加速代謝和排尿，造成血液中尿酸升高及痛風的發作；而檳榔即使沒包石灰（石灰會導致「腎臟鈣化」），還是會讓腎臟過濾功能過快而造成腎臟功能的傷害，對腎臟的毒害接不容小覷。所以要避免腎臟受損，杜絕菸、酒、檳榔的傷害，絕對是第一要務。

危險習慣3 經常染髮

現代人為了愛美經常染髮，平均二至三個月就改變一頭新髮色，然而大部分染髮劑主要成分為煤焦油的衍生物對苯二胺類化合物，其腎毒性早已被醫界證實會引發腎臟間質纖維化和腎小管萎縮。臨床醫學更有長期接觸對苯二胺的美髮從業人員，因為工作關係需長期接觸，竟然二十六歲就開始洗腎[4]。其實美麗的方法很多，實在無須以「腎」試法，因此建議妳在染髮前，務必三思！

危險習慣4 睡眠不足

經常熬夜不睡，體內各種激素會過度分泌（尤其是腎上腺素和副甲狀腺素），使人的體溫、脈搏、血壓都失去規律，影響血糖、血壓的穩定，不僅容易引發腎臟與心血管疾病，也容易衰老並傷害大腦。此外，熬夜、睡眠不足會產生更多代謝毒素，加重腎臟負擔，所以提醒大家無論再怎麼忙碌，睡眠時間一到，一定要關燈上床，睡足八小時再說。

危險習慣5 運動不足

運動不僅有助控制血糖、血壓，對腎臟也有一定的幫助。建議每周至少運動三次，每次至少三十分鐘，但不建議過於劇烈，劇烈運動反而可能會引起橫紋肌溶解症，導致腎臟機能的損傷，甚至引起急性腎衰竭。

4 Nephrotoxicity due to Chronic Paraphenylene Diamine (Hair Dye).Hamdouck M Abdelraheem et al Aslam Kidney Center Khartoum Sudan (2008)

名醫小講堂

偏方千萬吃不得！

想要擁有健康腎臟，首先要預防毒素與其他疾病的侵害

現代人雖然享有豐富的物質生活，但是這物質的天堂卻隱藏著看不到的危機：重金屬存在於自來水管、自來水加氯消毒卻衍生出三鹵甲烷。飲食之中也是危機四伏，近幾年陸續爆發的三聚氰胺、塑化劑、毒澱粉、混合油、餿水油等食品安全事件，讓我們就算在家下碗麵也不安心。而裝潢高雅氣派的室內空間，竟可能是有著揮發性有機化合物、氡氣等毒氣的環境，讓腎臟有如在叢林中遊蕩的小羊，一不小心就會被各類環境怪獸所吞噬。我認為在現今的環境下，想要擁有健康的腎臟，最重要的就是預防毒素或其他疾病的侵害，並且注意千萬別聽信偏方，愛之反成害之。

相信偏方，結果導致失明、截肢，得不償失

可惜，很多人想要身體健康，卻寧可相信偏方。在我的門診中，這種「愛之反成害之」的故事不勝枚舉。有個胖胖但很慈祥的老太太，糖尿病已經十幾年，眼睛因為糖尿病視網膜病變導致一眼全瞎，另一眼只能模糊的看見人的臉；左腳則因為糖尿病引起的周邊血管病變以及神經病變而發炎，最後慘遭切除；而糖尿病腎病變引起的蛋白尿更使她全身腫脹，腎功能

也逐步減退……。

其實她的一些併發症原來是可以預防的，但早年她在親友建議下，覺得自行去藥房買藥就可以控制血糖，而且又不用吃一堆藥，經年累月下來，前幾年視力開始模糊，左腳也出現發麻症狀，這時偏又有朋友好心介紹她一個很靈的治腳麻偏方，等到最後左腳的末端都已經變黑了，才又回到醫院看診，但這時已經必須犧牲左腳才能救命，而視力和腎功能也從此回不去了。事實上，假如當年她能遵從醫囑持續追蹤，好好控制病情，應該不需要走到截肢的地步。很多糖尿病患者並不知道，固定的回診追蹤除了控制血糖外，預防併發症的發生也很重要。早期的預防措施對病人一生幸福有決定性影響，像是腎病變的預防關鍵就在於早期，等到蛋白尿很多、開始水腫，所有的治療就只能盡量延緩腎功能衰竭了。

此外，很多人在診斷確定得洗腎時，總是一勁兒將原因歸咎在工作太累，或偏食、吃太鹹等不良習慣，其實這些都只是壓垮駱駝的最後一根稻草。工作再累，只要不引起熱衰竭是不會引起尿毒症的，何況除非是頂著豔陽工作的人，一般坐辦公桌的上班族並不會得到熱衰竭。而吃太鹹的確會加重腎臟的負擔，但對腎功能正常的人來說，這也不足以引起腎病變。最根本的原因還是腎臟遭受毒素或其他疾病的侵害，只要避免被莫名的侵害，就算腎臟會隨著年紀增長逐漸衰退，用到一二十歲也應該不是問題。

再次提醒大家，腎臟是主司體內廢物的排泄器官，人體無論吃了什麼，最後都需要由腎臟將不能利用的、有毒的物質排出體外，除了謹慎防毒，千萬別亂吃偏方，否則身體未蒙其利，腎臟反倒先受其害，可就真的得不償失。

○✕ 你的血糖、血壓、血脂正常嗎？

1 分鐘檢視你的「腎臟危險度」！

以下幾個問題當中，認為正確或符合敘述請打「○」，不正確或不符合敘述請打「✕」，或是依問題勾選出正確答案，每一題得 1 分，最後統計得分。

□ 1. 你的空腹血糖≧ 100 mg ／ dl
□ 2. 你的血壓高於 135 ／ 85mmHg（收縮壓和舒張壓其中一項超標就算有）
□ 3. 你的總膽固醇＞ 200 mg ／ dl（或低密度脂蛋白膽固醇＞ 100 mg ／ dl，高密度脂蛋白膽固醇男性＜ 40 mg ／ dl、女生＜ 50 mg ／ dl，三酸甘油酯≧ 150 mg ／ dl，有任一項就算符合）
□ 4. 你喜歡吃麵包、洋芋片、餅乾
□ 5. 你不太喜歡吃魚
□ 6. 你每天吃飯的時間都差不多，落差不會超過 30 分鐘（含三餐，任一餐時間常相差 30 分鐘以上就不算符合）
□ 7. 你的 BMI 值大約多少？①低於 24 ② 24 ～ 26 ③ 27 ～ 29 ④ 30 以上
□ 8. 正確的用餐順序應該是？①肉→魚→菜→湯 ②魚→肉→菜→湯 ③魚→菜→肉→湯 ④湯→魚→菜→肉
□ 9. 哪一種脂肪最不好，最好不要吃？①飽和脂肪 ②氫化脂肪 ③多元不飽和脂肪 ④以上皆是
□10. 怎樣喝茶最能預防高血壓？①飯後喝茶 ②喝冰茶 ③飯前喝茶 ④以上皆是

解答

1	✕	2	✕	3	✕	4	✕	5	✕
6	○	7	1	8	4	9	2	10	1

評分

● **總分超過 8 分（含）以上**

恭喜你！你的血糖、血壓、血脂都符合標準，而且對健康生活型態有一定的了解，請持續保持良好生活習慣，並且定期檢查血糖、血壓、血脂值，就能讓三高「無機可乘」。

● **總分在 4 ～ 7 分之間**

一般人的平均得分，請注意 1、2、3、7 題是否符合標準。若有超標，就代表三高已經上身，請盡速就醫並徹底檢視飲食和生活習慣。即使 1、2、3、7 題沒有超標，習慣不佳的你，已經是三高危險群，請詳閱本書重新打造良好習慣，才能避免三高上身！

● **總分在 3 分（含）以下**

太糟糕了！你不僅缺乏健康飲食、生活概念，而且三高警訊已經上身。特別是 1 ～ 3 題超標的人，請盡速就醫並徹底修正你的飲食和生活習慣，及早改善三高，否則腎臟早晚會出問題，其他慢性病也會紛紛找上你喔！

你一定要知道！

三高（血糖、血壓、血脂）正一步一步傷害腎●

高血糖的危害──過多血糖積存，造成腎絲球損傷

血糖就是血液中的葡萄糖。正常情況下，身體會把吃進去的糖、澱粉和其他食物轉變為葡萄糖，先透過血流傳送給全身細胞，再透過胰島素進入細胞，成為身體的能量。不過人體中的血糖濃度不能太低也不能太高。太低，無法供應身體細胞生理活動所需要的能量，嚴重時會造成昏迷甚至死亡。太高，身體會加速胰島素的分泌，並試圖經由尿液排泄過多的葡萄糖。一旦身體持續維持高血糖狀態，不僅糖尿病上身，還會引起全身大小血管病變，傷害身體各器官，包含腎臟、眼睛、血管和心臟等等。

高血糖對腎臟的傷害，主要在腎絲球。腎絲球是由數十條微血管交織成有如毛線團般的精密組織（關於腎臟構造，詳見第八章詳細介紹），主要負責過濾工作。而過多的血糖會積存在腎絲球內，使腎絲球血流不順暢，長期下來，腎絲球微血管管壁變厚，血管變得狹窄，不僅降低腎臟的過濾能力，甚至會導致腎臟細胞死亡。

高血壓的危害──傷害腎血管，造成腎血管收縮、硬化

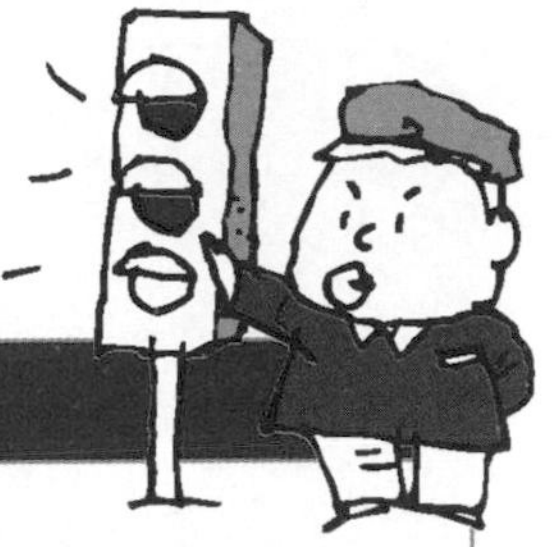

你的血糖、血壓、血脂超標了嗎？

	定義
高血糖	空腹血糖≧ 100 mg ／ dl
高血壓	收縮壓≧ 130mmHg，或是舒張壓≧ 85 mmHg
高血脂	總膽固醇＞ 200 mg ／ dl
	低密度脂蛋白膽固醇＞ 100 mg ／ dl， 或高密度脂蛋白膽固醇男性＜ 40 mg ／ dl， 女生＜ 50 mg ／ dl， 或三酸甘油酯≧ 150 mg ／ dl

資料來源：行政院衛福部國民健康署

在腎臟科門診中，常常有高血壓患者問我：「不過是血壓比較高，也沒有不舒服，怎麼就得了腎臟病？」其實，腎臟有許多細小血管，負責過濾全身血液，因此對血壓變化十分敏感。血壓不足時，腎臟會缺氧壞死，而血壓過高，流到腎臟的血流壓力也會增加，一旦腎臟無法承受過高的血流壓力，負責將血液送入腎絲球的入球小動脈就會開始收縮、硬化，連帶的，腎絲球內的微血管也會開始硬化，導致腎臟細胞死亡，讓腎臟受到不可逆的損傷。

值得注意的是，高血壓雖然會對全身血管造成影響，但其中最早受到傷害的就是腎臟血管。一旦腎臟受到損傷，調節血壓的荷爾蒙分泌也會失調，使血管張力增加，血壓也會因此升高，於是便陷入高血壓傷害腎臟→腎臟受傷引起高血壓→高血壓持續傷害腎臟的惡性循環中；換句話說，只要能好好控制血壓，就能避免這樣的惡性循環。

高血脂的危害——阻塞血管，導致腎動脈變窄

腎臟內有綿密的血管分布，因此所有的血管病變都會傷害腎臟。除了血糖、血壓外，血脂（膽固醇與三酸甘油酯）太高也會形成粥樣斑塊阻塞血管，造成腎動脈變窄而損傷腎臟。此外，血脂太高的人常合併肥胖、高血壓、胰島素抗阻等高危險因子，使腎臟處於重重風險中。

根據國民健康署一項收錄五〇〇〇分樣本的本土流行病學資料分析發現，高血脂症病人罹患腎臟病的相對危險性是一般人的一・五八倍。另一項台灣地區高血壓、高血糖、高血脂之追蹤調查研究也指出，高血壓、高血糖和高血脂控制不佳，是造成慢性腎臟病和洗腎的主要原因。

據調查，國內二十歲以上的民眾中，至少四成（約七〇〇萬人）有三高疾病，另有調查指出，國內逾六成的中老年人罹患「三高」，也就是說，現在四十歲以上的成年人，有半數以上飽受高血糖、高血壓及高血脂所苦。衛福部歷年統計十大死因也顯示，十大死因中至少有五項和三高有關；由此可知，只要能控制好血糖、血壓、血脂，不僅可以大幅降低腎臟病變的機率，更能遠離多種疾病的危害。

你一定能做到！

只要控制飲食，就能有效預防三高

把握「3少2多」飲食重點，輕鬆遠離三高

許多研究已證實，要預防與治療三高，首先必須修正不良的飲食習慣。但到底要怎麼做呢？很簡單，只要把握「三少二多」的飲食重點，就能避免血糖、血壓、血脂失控。

你可以這樣吃1 少吃糖、鹽等調味料

說到吃甜食，該注意的除了蛋糕、糖果外，還有那些「看不到的糖」。這些糖大量潛藏在各式甜點和飲料中，例如你以為只不過喝了一杯「微糖」綠茶，實際上已經吃下了十顆方糖。此外還有許多料理會以糖爲基本調味帶出菜的鮮甜，再加上飯、麵、麵包等醣類食物，我們一天吃進肚子裡的糖其實十分可觀。而糖的來源不論是蜂蜜、冰糖、黑糖，都含有相當高的熱量，不僅會使血糖飆高，還會導致肥胖等問題，所以在日常生活中，不僅應盡量減少糖的烹調用量，更務必拒絕甜食、飲料、餅乾等含糖食物，才能有效控制血糖。

除了糖外，要注意的調味料還有鹽。許多研究指出，少吃鹽能降低體重、避免高血壓，同時還可降低心血管疾病的發生率[1]，可說是好處多多。你也許會問：「鹽不是含

有人體所需的必要元素嗎？」沒錯！鹽所含的鈉離子跟氯離子確實是人體所需要的「微量元素」，但既是微量元素，就代表那是人體需要量非常少的元素。由於現代人飲食口味重，加上許多食物都含鈉，許多食品也用了大量的鹽調味，多數人的攝取量早已嚴重超標，所以建議日常烹調時，還是盡量減鹽來調味。

你可以這樣吃2 少吃氫化脂肪及飽和脂肪

這裡的高油脂，指的是氫化脂肪及飽和脂肪。氫化脂肪（又稱為轉化脂肪）是經過提煉加工所製成的脂肪，由於不飽和脂肪容易氧化，因此業者便把不飽和脂肪氫化，使它變成穩定又具有防腐效果的氫化脂肪。這種脂肪會干擾必需脂肪酸的正常儲存和新陳代謝，並且使細胞膜變硬，導致物質進出細胞膜效率變差，並降低細胞膜表面受體對荷爾蒙、抗體的敏感度（例如改變胰島素受體，造成胰島素阻抗），可以說是最糟糕的脂肪，一定要盡量避免食用。

至於飽和脂肪，大家應該比較熟悉，它可分為動物性飽和脂肪和植物性飽和脂肪，這類脂肪因為比較安定，所以常溫為固體狀態。不過，讀者們也不需要將飽和脂肪視為洪水猛獸，因為天然的飽和脂肪比較容易消化，在人體內也比較能快速有效燃燒，同時還可幫助人體轉換某些必需脂肪酸，並且對抗細菌和病毒，因此只要不食用過量（控制在總卡路里的五％至一〇％之間），它對身體是有幫助的。

你可以這樣吃3 少碰加工食品

加工食品的潛藏危機，我在上一章節中已經提到不少，這裡還要再加一項，就是前面提到的氫化脂肪（也就是反式脂肪）。由於氫化脂肪穩定又具有防腐效果，因此被廣泛使用於加工食品和精緻食品中，例如：人造奶油、洋芋片、餅乾、酥皮糕餅、麵包、罐頭、布丁、調味料、冷凍食品、氫化蔬菜油（炸薯條的高溫油脂）等。可怕的是，它不像一般肥肉或食用油，而是隱藏在加工食品和精緻食品中，所以人們常忽略它的存在，不知不覺中吃下許多。

常見的飽和脂肪有這些

類別	在這些食物裡
動物性飽和脂肪	紅肉（例如：牛肉、羊肉、豬肉）、家禽的皮、動物油（例如：豬油、牛油）、乳製品
植物性飽和脂肪	熱帶植物油（例如：椰子油、棕櫚油）

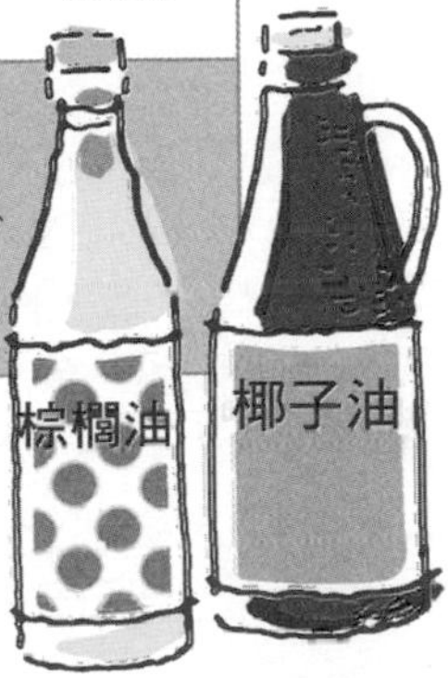

你可以這樣吃 4 多吃魚及魚油

一提到脂肪，大多數人會自動聯想到肥胖、心血管疾病、高血壓等問題，其實並不是所有油脂都有害健康，像是含豐富EPA、DHA的魚油，就是有益人體的好油。已有許多人體對照雙盲研究證實，魚油可幫助降低血壓（尤其高血壓及四十五歲以

1 Whelton: JAMA, Volume 279(11).March 18, 1998.839-846

下的人效果最大[2]，見左頁上表）、增加血管彈性，以及降低三酸甘油酯和超低密度血脂蛋白[3]，同時還有助身體製造理想的細胞膜，進而改善細胞對胰島素的抗性，幫助糖尿病患者控制血糖。此外，魚油對心血管疾病、腦部功能、免疫系統……等多方面也有很好的保健效果。

然而，魚油所含的EPA和DHA是一種人體無法自行製造的ω-3多元不飽和脂肪酸，必須設法從食物攝取，再加上ω-3多元不飽和脂肪酸在自然界的來源相當貧乏，EPA及DHA僅存在一些深海魚中，而另一種ω-3多元不飽和脂肪酸ALA，雖然可從堅果、胡桃、核桃、蕎麥、大豆、深綠色葉狀蔬菜，以及大豆油、紫蘇油、亞麻籽油、橄欖油、油菜籽油等植物油中獲得，卻只能在人體內轉化為少量的EPA及DHA，而且效率緩慢。有鑑於此，美國心臟學會還特別針對各族群提出ω-3多元不飽和脂肪酸的建議攝取量（見一四五頁上圖），呼籲民眾多多攝取。

想從天然飲食中獲得足夠的ω-3多元不飽和脂肪酸，最直接的方法自然是多吃魚。一般來說，深海魚有較豐富的ω-3多元不飽和脂肪酸，不過並非每種深海魚的ω-3多元不飽和脂肪酸含量都一樣豐富。

我曾檢驗過多種深海魚，結果發現秋刀魚、鯖魚、土魠魚、鮭魚的ω-3多元不飽和脂肪酸最高（見左頁下表），而虱目魚、鱈魚、烏魚的油脂雖高，但ω-3多元不飽

有高血壓問題以及 45 歲以下血壓偏高的人，吃魚油降血壓的效果最好

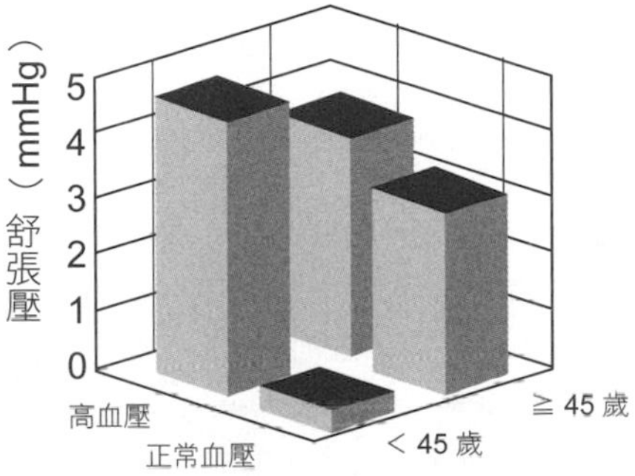

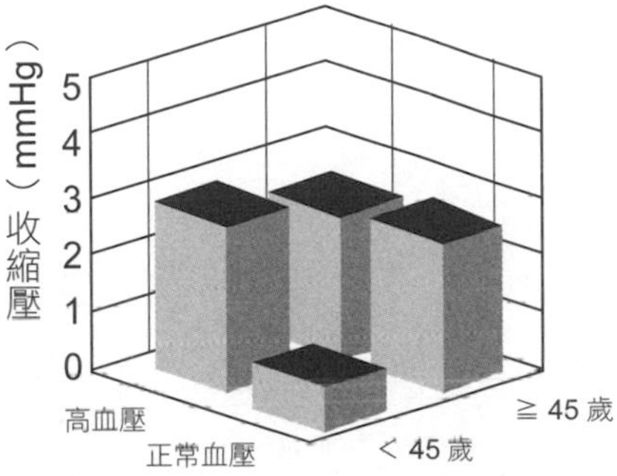

各種魚的 EPA + DHA 含量

不是每一種深海魚的 ω-3 多元不飽和脂肪酸都一樣高，建議大家多吃 EPA + DHA 含量高的好魚，好處多多！

	每 3oz 所能獲得的 EPA+DHA	想獲得 1 公克 EPA+DHA 得吃這麼多
鯰魚	0.15	600
阿拉斯加帝王蟹	0.35	241
比目魚	0.42	198
鱈魚	0.2	425
大比目魚	0.4	212
鯖魚	**1.81**	42
鮭魚	**1.56**	99
沙丁魚	**1.7**	85
鮪魚	**1.28**	340
蝦子	0.27	312

這些魚的 EPA + DHA 最多！

2 Geleijnse. J Hypertens, Volume 20(8).August 2002.1493-1499
3 Durrington, P N et al. Heart 2001;85:544-548

和脂肪酸卻不高，至於黃魚、鱸魚、白帶魚則是幾乎不含 ω-3 多元不飽和脂肪酸。所以除了多吃魚並選擇含 ALA 的好油外，血壓偏高的人，建議改用可以降血壓的橄欖油[4]，而有心血管疾病以及血脂過高的人，則建議額外補充魚油。

但即使額外補充魚油，也不能因此不吃魚，因為魚的好處並不只有魚油而已，魚肉也很有幫助，包括魚類蛋白質是非常好的蛋白質，胺基酸分配的量非常均衡，含有豐富的鈣質，以及微量金屬元素，例如鋅、鐵、硒等，對腎病預防有顯著效果。研究指出，第一型糖尿病患者攝取魚蛋白質，可以降低顯微蛋白尿的機率，避免糖尿病腎病變的發生[5]，所以要健康就得多多吃魚。已有三高傾向者，則需要再額外補充魚油才行。

你可以這樣吃 5 多吃蔬果

大家一定都聽過「天天五蔬果」有助於預防心血管疾病、癌症、肥胖、糖尿病等疾病，的確，每天攝取足量的蔬果可促進身體健康及預防慢性疾病，但經我實際檢測後發現，五蔬果是不夠的，因為過度耕種導致地力耗盡，作物的營養成分早已不如百年前，所以必須以量制衡、多吃一點，基本上至少需要八分蔬果才夠。當然，選購蔬果要注意農藥與肥料問題，清洗和烹煮過程也要注意，才能降低養分流失，同時確實清除農藥與肥料的殘留，這些在前一本著作《食在安心》中皆有詳細說明，在此便不再贅述。

4 Ferrara: Arch Intern Med, Volume 160(6).March 27, 2000.837-842
5 糖尿病照顧雜誌 2001 年 5 月 24(5)：805-10

美國心臟學會建議大家每天都要攝取 ω-3 多元不飽和脂肪酸

健康的人

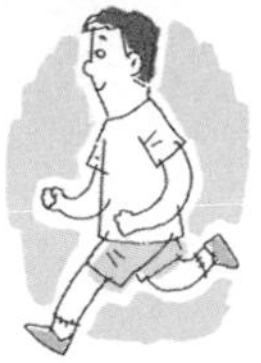

每周至少吃 2 次魚，並多吃油菜籽油、胡桃油、亞麻籽油、大豆油，從食物中攝取 ω-3 多元不飽和脂肪酸

有心臟病的人

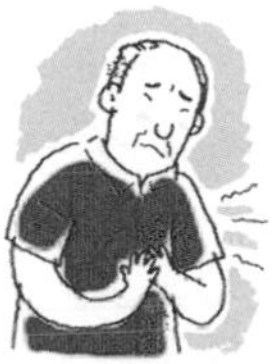

光多吃魚不夠，每天還要補充魚油（EPA+DHA） 至少 1 公克

三酸甘油酯過高的人

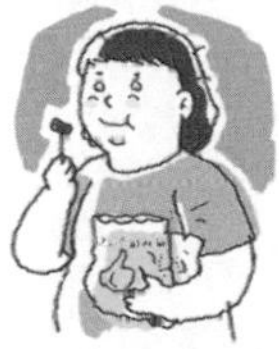

光多吃魚一樣不夠，每天還要補充魚油（EPA+DHA） 至少 2 ～ 4 公克

預防三高，這樣吃就對了！

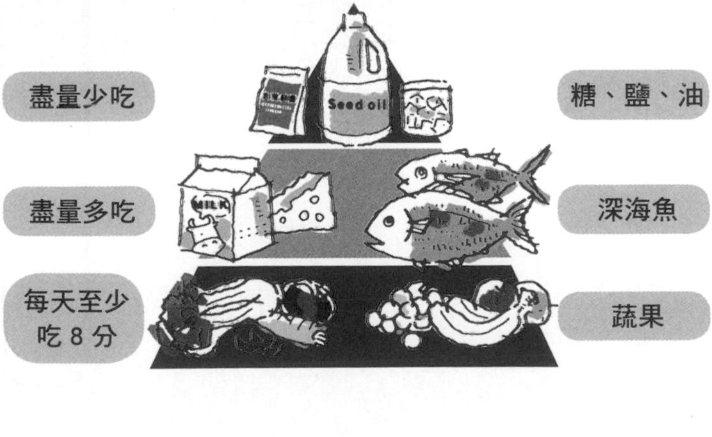
盡量少吃
糖、鹽、油
Seed oil
盡量多吃
深海魚
MILK
每天至少吃 8 分
蔬果

對付三高的祕密武器！善用茶、紅麴、納豆

茶的好處——調節血壓、血脂，還可以防癌

除了前面提到的魚外，可幫助調節血壓、血脂、血糖的食物還有很多，例如自古以來被列為開門七件事之一的「茶」，就是其一。

西澳大利亞大學（UWA）醫藥學院Jonathan Hodgson教授研究發現，茶含有豐富的多酚類物質，可以有效降低血壓，而老年人長期喝的效果更好[6]，一般人只要每天喝三杯紅茶，六周後收縮壓和舒張壓也會降低二至三mmHg[7]。此外，茶還可以增加血管彈性、保護血管，對於預防腎臟病及心血管疾病都有幫助。

喝茶對身體有很多好處，但該喝紅茶、綠茶？熱茶、冰茶？到底怎麼喝才對呢？就目前的研究來看，綠茶的保健效果較好。荷蘭、波蘭、日本以及中國都有研究證實，綠茶可預防與對抗攝護腺癌[8]、胃癌[9]、胰臟癌[10]、膀胱癌[11]等多種癌症，並可增加卵巢癌患者的存活率[12]；但綠茶最主要的保健成分是茶多酚，一旦加了牛奶就毫無效果，因為牛奶中的鈣會結合多酚，所以想透過喝茶來調節血壓、血脂，喝奶茶是無效的。

常吃茶、紅麴、納豆，就能避免三高上身

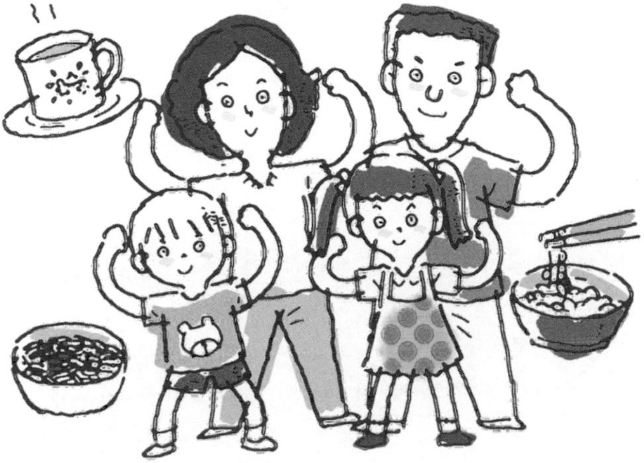

▲ 飲食中添加紅麴、經常食用納豆、飯後多喝茶，三高遠離你

至於紅茶，由於茶多酚含量低，所以研究較少，但也不是完全沒有效果，除了剛才提到每天喝三杯紅茶可以降血壓外，另有研究發現，紅茶對於肺癌[13]、上皮細胞癌也有效果。

此外，茶的溫度也要講究，無論是綠茶或紅茶，最好的飲用方式是熱水沖泡之後，趁著茶多酚新鮮時趕快喝，保健效果最好。喝茶時機則以飯後為宜，飯前喝茶容易造成短暫性血壓升高，但飯後喝茶不但不影響血壓，還有燃燒脂肪的效果。

還要注意的是，多酚容易與鐵結合，所以不要在吃豬血糕的時候喝茶，會讓茶原有

6 Hodgson JM. Journal of Nutrition. 133(9):2883-6, 2003 Sep
7 Hodgson JM, Puddey IB, Woodman RJ, Mulder TP, Fuchs D, Scott K, Croft KD. Effects of black tea on blood pressure: a randomized controlled trial. Arch Intern Med. 2012 Jan 23;172(2):186-8.
8 Jian L, et al. Int J Cancer 2004; 108: 130—5
9 Yu GP, Cancer Causes Control. 1995;6:532-538
10 Ji BT, Int J Cancer. 1997;70:255-258
11 Wakai et al
12 Zhang, 2004
13 Mendilaharsu et al

的效用大為降低，當然孕婦、月經量大的女性、貧血及缺鐵的人也不適合喝太多茶，否則容易讓茶與鐵結合排出體外，造成更嚴重的缺鐵。而且，茶葉是唯一不能洗的食物，因此要特別注意農藥與重金屬等污染問題，別以為第一泡倒掉就好，有研究發現，茶湯到第七泡都還含有大量農藥，所以要喝茶保健，務必挑選經嚴格檢查確認沒有污染的茶。

紅麴的好處——最佳的血管清道夫

第二個有益調節血壓、血脂的食物就是咱們老祖宗的珍藏——紅麴。

紅麴主要由紅麴米中的紅麴菌經過發酵過程所形成，外觀呈天然紅色色澤，聞起來有特別的香味，是一種純天然的營養補充劑，含有多種對人體有益的重要成分，可調節膽固醇和三酸甘油酯，因而又有「血管清道夫」之稱。

美國臨床營養學期刊在一九九九年二月發表一篇在加州大學洛杉磯分校醫學中心，針對八十三位高血脂症患者，以隨機雙盲對照控制法進行的十二周臨床研究，結果發現在每人每天吃二•四克紅麴粉的試驗組中，試驗第八周即可發現低密度脂蛋白（LDL）降低一二%至一九%，高密度脂蛋白（HDL）平均增加七%至一四%，總膽固醇明顯下降一三%至一六%，三酸甘油酯也下降了一七%至二三%，未進食紅麴粉的對照組則仍維持原數值[14]，而中國多中心臨床研究也獲得類似的結果[15]，由此可見紅麴確實是調節血脂的好幫手。

紅麴不只是血管清道夫，還具有降血壓

紅麴是人體血管的清道夫

膽固醇

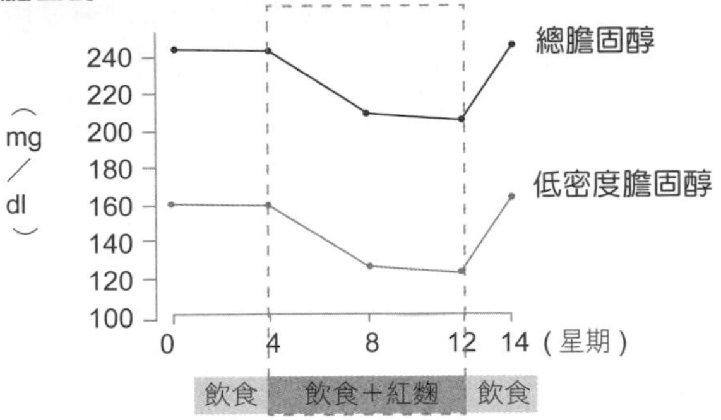

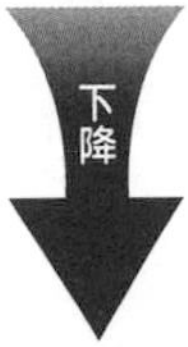

三酸甘油酯

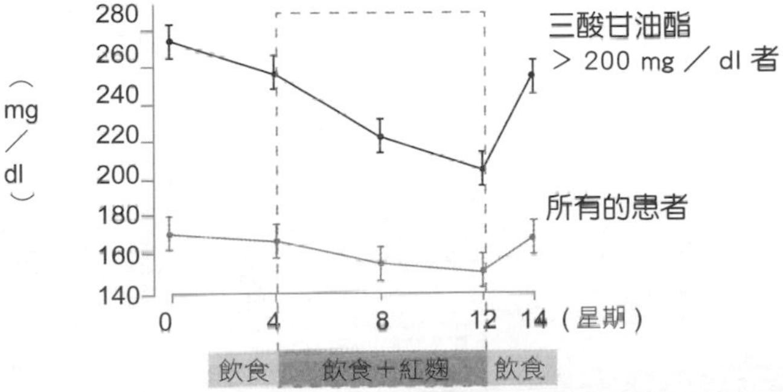

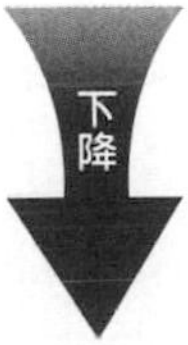

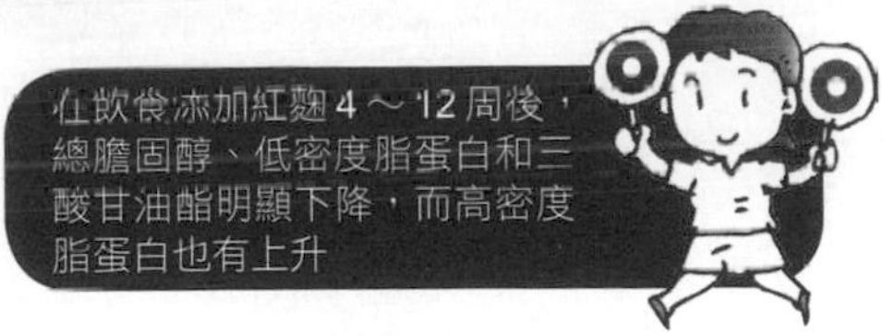

高密度脂蛋白

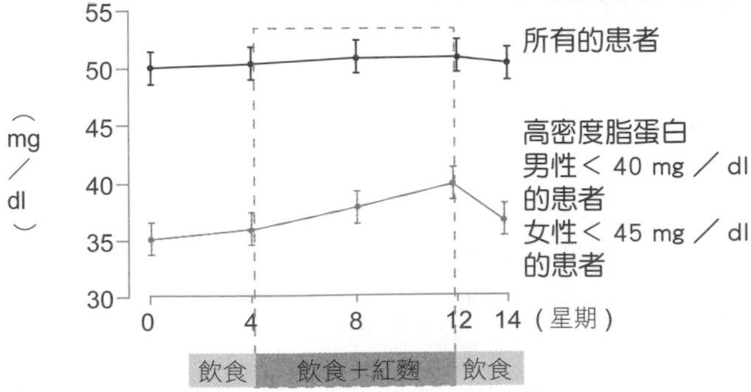

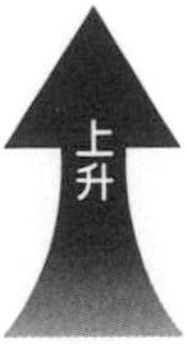

的效果。研究顯示，紅麴代謝物中的γ-胺基丁酸（GABA）可促使血管擴張、血管壁排列整齊、血管彈性增加。不過，可別覺得紅麴有益健康就拚命買紅麴食品來吃喔！市面上的紅麴食品（如紅麴餅乾、紅麴麵包）通常只是以紅麴做為食品添加劑，主要成分還是麵粉、奶油，非但沒有保健效果，還可能因此吃了一堆食品添加物。想要達到保健效果，建議還是選擇天然紅麴或品質良好的紅麴保健食品為宜。

值得注意的是，紅麴發酵過程中，可能產生具肝腎毒性的「紅麴毒素（Citrinin）」，所以肝、腎功能不好或急性肝炎（GOT、GPT值大於一〇〇）的人，和孕婦、哺乳婦女、兒童（值發育期）、正在服用抗真菌藥（Triazole）及抗排斥藥品（Cyclosporine），以及曾經做過器官移植者都要避免食用。此外，紅麴素會延長凝血時間，假如你正在服用抗凝血劑（Warfarin）或降膽固醇藥（Statin），服用前請先與醫師討論。

納豆的好處——調節三高好幫手

第三個能預防三高的祕密武器就是深受日本人喜愛的納豆。提到納豆，由於它的味道過於獨特，在台灣並非人見人愛。不過這些黏黏糊糊的豆子，可是能夠同時調節血壓、血脂和血糖的好東西。

日本帝國女子大學營養學林教授的研究小組，在二十年前就開始進行納豆菌食品預防高血壓的實驗。他們讓有遺傳性高血壓的大白鼠每天攝入定量的納豆菌食品，與攝入等量大豆的老鼠作為對照，結果食用大豆的老鼠血壓逐漸升高達二五〇mmHg，而食用納豆菌食品的老鼠血壓卻一點也沒有發生變化。

另一項針對八十六名年齡在二十至八十歲之間、有輕微高血壓或高血壓前期（收縮壓在一三〇至一五九mmHg）的人體對照雙盲研究也顯示，每天吞服一顆二〇〇〇FU納豆激酶膠囊，八周後，收縮壓下降了五・五五mmHg，舒張壓下降了二・八四mmHg[16]。除了血脂之外，許多研究也證實，食用納豆可以降低血液中的膽固醇[17]，並降低米飯引起的血糖及胰島素上升[18]，換句話說，日本人深愛的納豆不只是餐桌上的美食，更是調節三高的好幫手。

14 Heber D. Yip I. Ashley JM. Elashoff DA. Elashoff RM. Go VL. Cholesterol-lowering effects of a proprietary Chinese red-yeast-rice dietary supplement. American Journal of Clinical Nutrition. 69(2):231-6, 1999 Feb.

15 當代治療學研究（Current Therapeutic Research）" 專刊, 58, 964-978, 1998

16 Hypertension Research - Clinical & Experimental. 31(8):1583-8, 2008 Aug

17 The Society of Analytical Bio-Science,Japan Vol.25,No4. July 2002

18 Asia Pacific Journal of Clinical Nutrition. 17(4):663-8, 2008

除了控制飲食，還必須調整生活型態

把握「3要」法則：要三餐定時、要標準體重、要足量運動

衛福部每年公布的十大死因，其中有多項都是由高血壓、高血脂、高血糖等三高所引起，包括心臟病、腦血管疾病、糖尿病、高血壓等。這類疾病大多起因於不良的生活習慣，讓以往可能在中老年人身上出現的疾病，提早在年輕人身上出現，因此也被稱為「生活習慣病」。既然是生活習慣病，修正不良習慣自然就可以改善。其中除了飲食習慣外，不良的生活型態也是一大關鍵。

要這樣生活 1 三餐「要」定時定量

飲食不僅要均衡、掌握「三少二多」的原則，而且三餐一定要吃且食物平均分配，千萬不能餓一兩餐後再飽餐一頓。一是為了避免血糖忽高忽低，二是飢餓往往讓人有補償心理，一下子吃下一大堆高熱量食物。

要這樣生活 2 體重「要」符合標準

肥胖與各種慢性病息息相關，不只高血壓、高血脂及高血糖等三高問題，還包含國人常見的脂肪肝、腦中風、心臟病等多種疾

你過胖了嗎？算一下你的 BMI 值是多少！

$$BMI = 體重（公斤）／身高^2（公尺）$$

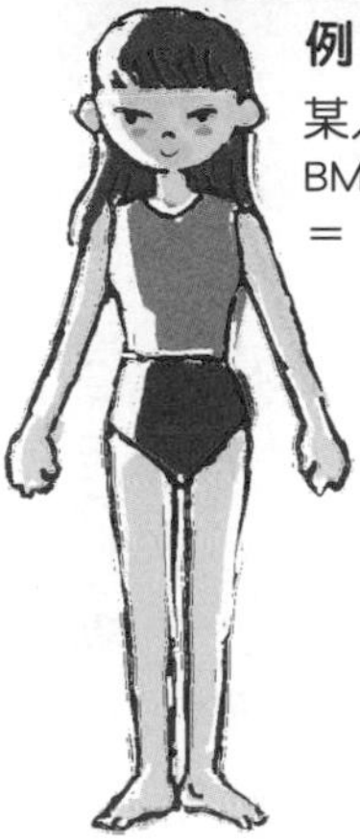

例

某人身高 165 公分　體重 60 公斤
BMI ＝ 60÷1.65÷1.65
＝ 22.04

成人的體重分級與標準	
分　級	身體質量指數
體重過輕	BMI ＜ 18.5
正常範圍	18.5 ≦ BMI ＜ 24
過　重	24 ≦ BMI ＜ 27
輕度肥胖	27 ≦ BMI ＜ 30
中度肥胖	30 ≦ BMI ＜ 35
重度肥胖	BMI ≧ 35

資料來源：衛福部食品資訊網

病。據衛福部二〇一二年資料顯示，國人肥胖盛行率是亞洲最高，成年男性二分之一、女性三分之一、兒童四分之一有過重或肥胖現象，可見肥胖是全體國人不容忽視的健康問題。

那麼怎樣才算胖呢？

想知道自己是否符合理想體重，可參考世界衛生組織（WHO）以身高與體重計算出的身體質量指數（BMI），再依身體質量指數分級看看自己是否合乎標準範圍。超出理想範圍越多，代謝症候群、心血管疾病的風險也跟著增加。通常對人體壽命和健康最理想的BMI值是二十二正負一〇%，BMI大於二十七就算肥胖，男女皆相同，但建議年輕人以較低的BMI值為準，而年長者適用較高的BMI值。

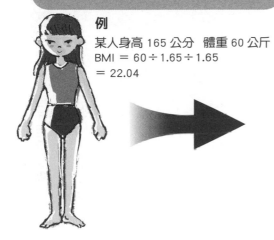

要這樣生活3　每周「要」足夠運動

要注意的是，預防三高除了ＢＭＩ符合標準還不夠，因為很多人是靠節食維持體重、但體脂肪仍舊偏高的「泡芙族」。根據中研院資料庫蒐集逾一五〇〇〇筆檢驗資料分析發現，國人體脂率偏高（逾二三%）的男性占五三%，女性更高達七二%。此外，因為脂肪容易囤積在腹部，所以有近五〇%男性出現腰臀比異常（大於〇・九），女性腰臀比異常人數（大於〇・八）更逼近八〇%，而低密度膽固醇偏高（大於一〇〇mg／dl）比例，男女性都逾七〇%。

所謂的體脂率，就是脂肪占全身體重的百分比，可以透過皮脂夾、體脂肪計測得。三十歲以下男性大於等於二〇%、女性大於等於二五%，三十歲以上男性大於等於二五%、女性大於等於三〇%即為肥胖。

要預防體脂過高，唯一的方法就是多運動。至於運動量，成人只要每周運動累積達一五〇分鐘、兒童每日運動累積六十分鐘即可，可分段累積運動量，效果與一次做完一樣。例如每天運動三十分鐘，可在每天上下班通勤時間與中午休息時間分段進行，每次十五分鐘分二次或是每次十分鐘三次完成，只要每天持之以恆，健康體能就會大大地提升。

此外，過度劇烈的運動可能引發橫紋肌溶解症，有三高問題的人也容易造成心跳異常，增加心肌梗塞風險，所以建議最好選擇一些比較緩和的運動，如游泳、騎腳踏車、爬山等有氧運動。

你也是泡芙一族嗎？

體脂率超標就代表過胖

30 歲以下
男性≧ 20%
女性≧ 25%

30 歲以上
男性≧ 25%
女性≧ 30%

算算身上
有幾公斤脂肪

例
40 歲、體重 67 公斤、體脂率 30%，
屬於泡芙族的女性，身上脂肪有：
67╳30%＝ **20.1 公斤**

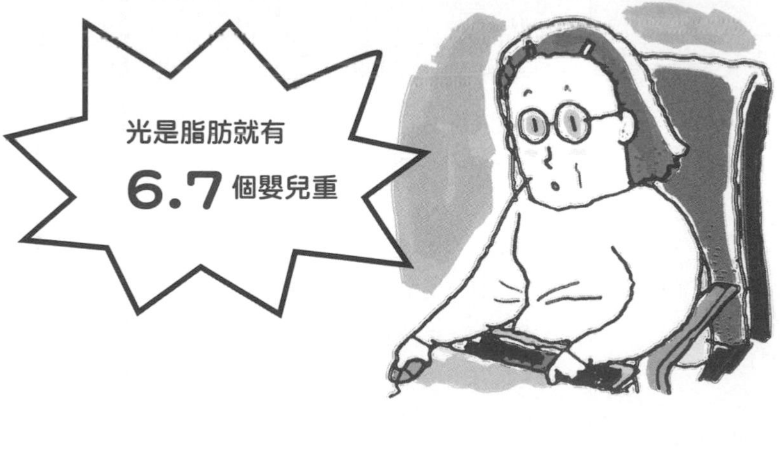

9大保健食品，助你控制三高指數

吃對保健食品，輕鬆控制三高！

預防三高除了從飲食、生活著手改善外，善用保健食品更可輕鬆為健康加分。事實上，多項人體對照雙盲研究已證實，許多保健食品有比藥品更出色的效果。換句話說，只要吃得對，不只一般健康的人可達到保健功效，連已經生病的人都可能逆轉病程、恢復健康。

當然，並不是每一種保健食品都有效，怎麼選？怎麼吃？都是一大學問，非三言兩語所能道盡。為了方便讀者，我特別針對三高問題精選出九項經人體有效實驗證實的保健食品；假如想知道更多保健食品的選購與補充技巧，不妨翻閱我先前著作《吃對保健食品！》，可以得到更詳細明確的說明。

3星賞──魚油（血糖、血壓、血脂有效）

提到三高控制，我最推薦的就是魚油。人體對照雙盲研究已證實，魚油的保健功效包含心血管疾病、腦部發育和大腦功能、免疫系統以及糖尿病、骨質疏鬆、關節炎等，保健效果極為廣泛，因此，魚油是我每日必吃的保健食品之一。

9 大保健食品控制血糖、血壓、血脂星級評比

	血糖	血壓	血脂	三高星級統計
魚油	★	★	★	★★★
納豆	★	★	★	★★★
CoQ10	★	★	★	★★★
大蒜	★	★	★	★★★
紅麴（GABA）		★	★	★★
薑黃	★	★		★★
維生素 D	★	★		★★
甜菊		★		★
鉻	★			★

＊★表示有效

根據研究，魚油能減少血液中的三酸甘油酯（服用二十公克可降低三酸甘油酯達七九%，三・四公克可降低四五%）及超低密度血脂蛋白[19]，進而降低總死亡率、心臟病死亡率、心臟病猝死率[20]；同時魚油還可使血管更有彈性，進而控制血壓上升，其效果在高血壓患者（特別是年齡低於四十五歲者）身上尤其明顯[21]。此外，年輕的過重者補充魚油，可以改善體內胰島素抗性的情況，使細胞膜上的PUFA含量增加，有效預防糖尿病[22]。而糖尿病患者服用魚油，還可預防糖尿病腎病變並減緩神經病變的發展。

不過魚油容易氧化，加上環境污染嚴重，建議選擇單粒隔氣包裝而避免買一大罐裝的魚油，並且注意有效成分（EPA與DHA含量），以及是否通過重金屬、戴奧辛、多氯聯苯等檢測，以免未受魚油之利，反而先受毒素之害，可就得不償失了。

3星賞——納豆（血糖、血壓、血脂有效）

先前的章節中我就說過，日本人愛吃的納豆因含有納豆菌，因此可預防高血壓[23]、降低膽固醇以及降低米飯引起的血糖升高與胰島素升高[24]，是調節三高的利器。然而納豆的口感並非人人可接受，因此近年來市面上陸續出現含納豆萃取的保健食品，讓人們既可不必天天感受它特別的口感，又可攝取到具有調節效果的劑量，可說是一舉兩得。

3星賞——CoQ10（血糖、血壓、血脂有效）

CoQ10是人體細胞中本來就有的成分，其中又以心臟、肝臟和腎臟含量最高，不過會隨著年紀逐漸減少。研究指出，人體中的CoQ10含量約在二十歲達到高峰，到八十歲時約只剩三五%，而當CoQ10含量只剩下二五%時，心臟就會停止跳動，因此隨著年齡增長，補充適量的CoQ10確實有其必要。

CoQ10在血壓、血糖、血脂調節上也有明顯的效果。人體對照雙盲研究發現，每天服用六十毫克CoQ10十二周[25]，或服用一二〇毫克CoQ10八周[26]，就可以降低九%的血壓；糖尿病患者每天服用兩次、每次一〇〇毫克的CoQ10，高血壓的狀況就會顯著緩解[27]。

此外，由於CoQ10是血糖代謝的必需物質，研究發現，第二型糖尿病患者體內的CoQ10水準明顯低於正常人，另一項於二〇〇二年發布的雙盲對照研究也指出，糖尿病患者每天服用兩次、每次一〇〇毫克的CoQ10後，血糖可以獲得較有效的控制；同時，只要每日服用兩次、每次五十毫克的CoQ10，就可維持膽固醇平穩，使總膽固醇降低一〇%，高密度脂蛋白（HDL）提升九%[28]。

CoQ10屬脂溶性營養素，所以多吃無益，建議分次於三餐飯後服用效果較佳。要注意的是，服用CoQ10得留意它與其他藥物的交互作用，因此服用前最好先徵詢醫生的意見。

3星賞——大蒜（血糖、血壓、血脂有效）

前面說過，高血壓雖然對全身血管都有影響，但最早損害的部位就是腎臟血管，一旦腎臟受傷，血壓更會因此升高，於是形成了惡性循環。想預防這種情形，最好的方式除了服用上述保健食品外，還有一個經常出現在我們餐桌上的食材可以多吃，那就是炒菜時用來爆香的大蒜。

大蒜對血壓的效果足以媲美一般常用的高血壓藥物。一般常見的高血壓藥物，例如乙型阻斷劑只能降低收縮壓五mmHg，ACE抑制劑約降低收縮壓八mmHg，然而研究發現，每日服用大蒜粉六〇〇至九〇〇毫克，十二至二十三周後，收縮壓平均可降低四・六mmHg。假如服用者本身為高血壓患者，則可降低收縮壓八・四mmHg、舒張壓七・三mmHg，換句話說，服用者原本的血壓越高，服用大蒜後血壓降低的幅度就越大[31]。此外，一項為期四年的雙盲對照研究也發現，每日服用標準化的大蒜粉九〇〇毫克，可以輕度降膽固醇，減緩動脈粥樣硬化的發展。此外從一九九二到二〇一一年，有多篇醫學論文也證實大蒜可以降低糖尿病患的血糖。

一般來說，每天吃大蒜對健康是有益的，不過想要吃到有效劑量並不容易，再加上研究所使用的大蒜，都是經乾燥、研磨製成的大蒜粉，因此建議除了平時多吃大蒜，也可考慮另外補充大蒜粉、大蒜精等保健食品，效果較佳。

2星賞——薑黃（血糖、血壓有效）

薑黃（Turmeric）是中藥裡常見的一種藥材，屬薑科薑黃屬植物，它的根和莖所研磨成的深黃色粉末，是我們熟悉的咖哩香料之一；薑黃主要的有效成分為薑黃素（Curcumin），近年來已有多項研究證實，服用薑黃或薑黃素不僅可以幫助降低血糖、血壓，而且它更是目前唯一經多項人體對照雙盲研究證實對腎臟有幫助的成分，對血尿、蛋白尿等問題的改善也有明顯的效果。由於薑黃在中國及印度使用已有幾千年歷史，因此已被美國FDA列入「一般公認安全」名單，是安全性很高的一種保健食品；當然，保健食品要吃出最佳效果，攝取量過少或過多都不好，一般建議薑黃每天每公斤體重吃一公克，而薑黃素則為每天每公斤體重吃〇・〇八公克。

2星賞——紅麴（血壓、血脂有效）

存在於天然食物，但和納豆一樣、特別

被萃取出來的保健成分還有紅麴。紅麴最受肯定的就是對血脂的調節能力。一項以近一○○○○名患者的隨機實驗發現，與服用安慰劑的人相比，紅麴可以顯著降低總膽固醇、低密度脂蛋白（LDL）和三酸甘油酯，並且提高高密度脂蛋白的比例[29]，同時紅麴還可以有效降低血壓。

不過天然紅麴在發酵時，常伴隨一種具有腎肝毒性的紅麴毒素Citrinin，因此為了方便人們輕鬆攝取調節血脂、血壓的有效劑量，同時避免紅麴毒素對腎和肝的損傷，目前市面已有不少將紅麴以及將其有效成分γ胺基丁酸（GABA）萃取製造的保健食品。當然它和天然紅麴一樣，有些人並不適合服用或必須慎用（詳見一五〇頁），這一點務必注意。

2 星賞——維生素D（血糖、血壓有效）

維生素D不僅可以幫助人體吸收鈣質，更參與體內多種細胞（如免疫細胞、血管內皮細胞）的正常運作，影響全身健康。此外，

19 Durrington, P N et al. Heart 2001;85:544-548
20 Bucher HC, Am J Med. 2002
21 Geleijnse: J Hypertens, Volume 20(8),August 2002,1493-1499
22 Ramel et al., 2008
23 Hypertension Research - Clinical & Experimental. 31(8):1583-8, 2008 Aug
24 Asia Pacific Journal of Clinical Nutrition. 17(4):663-8, 2008
25 Burke BE, South Med J. 2001;94:1112-1117
26 Singh RE, J Human Hypertens. 1999;13:203-208
27 Hodgson JM, Eur J Clin Nutr. 2002;55:1137-1142./V. Digiesiet al., Mol Aspects Med 15(1994), from S257 – 263
28 Digiesi V，Current Therapeutic Research 1992;51:668-72
29 Liu J, Chin Med. 2006;1:4

在三高控制方面，維生素D在血壓的控制以及糖尿病的預防上都有相當好的表現。

二〇〇一年於《臨床內分泌學代謝》發表的研究發現，連續八周、每日服用八〇〇國際單位的維生素D，可有效降低血壓[30]，而另一項密西根大學公共衛生學院追蹤長達十五年的研究也顯示，維生素D攝取量低的女性更可能罹患高血壓。此外，維生素D會影響胰島素的製造，根據研究，缺乏維生素D的兒童罹患第一型糖尿病的機率較一般孩子高兩倍。英國研究也認為，中、老年人若攝取充足的維生素D，罹患第二型糖尿病的風險可降低五五%。

一般來說，人體皮膚經紫外線照射就可製造維生素D，但是根據衛福部國民營養健康資料顯示，高達九八%的國人，血液中維生素D濃度不足（標準是三三μg／ml），尤其是年齡在十九至四十四歲的族群，所以額外補充維生素D絕對有其必要。

維生素D在自然界中主要有維生素D_2，和維生素D_3兩種生理型態。在人體應用效能上，維生素D_3維持血中維生素D活性物質的效能，是維生素D_2的三倍以上，因此我建議選購時，最好以維生素D_3為優先考量。此外，由於維生素D是脂溶性維生素，攝取過量累積在體內反而有害，中毒劑量為每天四〇〇〇〇國際單位，所以務必避免過量。

1星賞——甜菊（血壓有效）

甜菊的葉片具有天然甜味，所以沖泡茶飲時常用來取代砂糖、糖漿，是一種連糖尿病患者都可以用的天然代糖。事實上，甜菊的好處並不只有代糖而已，多項研究顯示，甜菊具有降血壓的功用。

一項為期一年的人體雙盲對照研究顯示，平均血壓一六六／一〇二 mmHg 的高血壓患者，使用甜菊二五〇毫克（每天三次），一年後血壓即降到一五三／九〇 mmHg[32]。另一項兩年的研究也指出，平均血壓達一五〇／九五 mmHg 的高血壓患者，每天使用五〇〇毫克（每天兩次），兩年後吃甜菊的人比沒有吃甜菊的人血壓低七%，而因高血壓引起左心室肥大的比例，更是沒有吃甜菊的人的三分之一，且沒有不良反應[33]。

值得注意的是，目前市場上常將甜菊萃取製成甜菊糖，作為天然代糖，不過這類商品並不具有降血壓效果，具有保健功效的還

江醫師控制三高保健處方箋

保健品項	補充劑量建議	最佳吃法
魚油（DHA + EPA）	一般保健：每日 300 ～ 500 毫克，分 2 ～ 3 次 三酸甘油酯＞ 1000 mg ／ dl 者：每日 5 公克	飯後分次服用
納豆	一般保健：每日 2 次，每次 100 毫克	飯後服用
CoQ 10	一般保健：每日 3 次，每次 30 毫克	飯後服用
大蒜粉	一般保健：每日 600 ～ 900 毫克	飯後服用
薑黃素	一般保健：每日 300 ～ 600 毫克	飯後服用
紅麴（GABA）	一般保健：每日 0.6 ～ 2.4 公克	晚餐後
維生素 D	請依年齡調整補充劑量： 嬰幼兒每日 1000 IU 兒童每日 2000 IU 成人每日 2000IU ～ 4000 IU 妊娠及哺乳期婦女每日 4000 IU	飯後服用
甜菊	一般保健：每日 500 ～ 750 毫克，分 2 ～ 3 次	飯前飯後服用均可
鉻	僅限第二型糖尿病：每日 25 ～ 50 微克，過量有毒 長期服用類固醇、乙型神經接受體阻斷劑者：每日 200 微克	飯後服用

30 Pfeifer et al. J Clin Endocrinol Metab. 2001;86(4):258.
31 南澳大利亞阿德萊德大學芮德博士與研究同仁 2008/7
32 AM Sefidan, Advances in Bioresearch, 2013
33 Parviz Khajehdehi，Journal of Renal Nutrition, 2012

是天然甜菊，以及將天然甜菊乾燥研磨成粉所製成的甜菊粉。此外，要提醒各位讀者的是，甜菊和茶葉一樣，都要注意農藥殘留問題，選購時務必特別注意。

1 星賞——鉻（血糖有效）

鉻是人體必需的一種微量元素，更是讓胰島素發揮作用的一個必需輔助因子，一旦缺乏便會使胰島素的活性受到抑制，進而影響血糖濃度。臨床上已有許多人體雙盲對照研究證實，鉻不僅可幫助一般人調節血糖濃度，連糖尿病患者服用也有明顯效果。一項針對第二型糖尿病患者所做的臨床雙盲對照研究顯示，兩組每天分別給予二〇〇微克、一〇〇〇微克鉻的糖尿病患者，相對於沒有服用鉻補充劑的對照組，血糖控制皆有明顯進步。此外，鉻對於懷孕有關的血糖問題也有效果，三十名懷孕後才出現血糖上升的患者，每公斤體重給予四至八微克鉻，結果血糖控制皆有明顯進步。

充足的鉻還可預防肥胖、幫助人體長肌肉、降低對甜食的慾望，以及透過甲狀腺系統幫助人體燃燒脂肪。不過鉻很容易缺乏，劇烈運動與高糖、高澱粉飲食都會消耗大量的鉻，即使是含鉻最豐富的食物（如啤酒酵母），每克也只含二微克，因此想透過天然食物補充到足夠的量並不容易，建議需另外補充。要特別注意的是，鉻屬於礦物質補充劑，因此雖然是健康食品，但肝腎功能不佳的人以及腎衰竭患者，補充前都應與主治醫師商量才行。

名醫小講堂

江醫師減肥法：掌握「上菜順序」和「吃飯速度」就能Easy瘦

換個順序吃，腰圍就能瘦一圈！

你都是先吃飯再喝湯，還是先喝湯再吃飯呢？

大部分華人總是習慣先吃飯、再喝湯，而且吃飯時都是先大口扒兩口飯，然後咬兩口下飯的排骨、焢肉，最後才吃起配菜，沒有多少人想過這樣的用餐順序到底對不對，以為只要吃下肚，最後結果都一樣。其實，用餐的順序也是有學問的，只要懂得科學用餐，既能吸收營養又能避免脂肪堆積。

正確的用餐順序，應該是採用西方的作法：先喝湯、再用餐。因為先喝湯，把胃充填大半，後續的餐點自然就不會吃太多；同時湯也會稀釋胃酸，增加胃的酸鹼值，抑制胃蛋白酶的作用，減緩蛋白質的消化及排空。相反的，先吃飯的人往往因為空腹，進食速度很快，常一股腦將飯、肉往嘴裡塞，等有飽足感時，往往也吃下過多的量，甚至連湯都喝不下，當然容易導致營養過剩、造成肥胖。而且吃飽之後再喝湯，湯會沖淡胃液，還會影響食物的消化吸收。所以先喝湯再吃飯，比先吃飯再喝湯健康，同時更有助於減肥。

許多人到餐館用餐，孩子總會吵著要先喝飲料，即使是大人，也有很多人不喝湯而只喝飲料，雖然一樣都是水，但差別可說是一萬八千里。

因為這類飲料大多不具營養價值，有些甚至是糖水，喝多了血糖、血壓、血脂想不上升都難，而孩子喝完飲料，食量也會因此減少，反而容易營養不良，因此無論大人小孩，都應該戒除飯前喝飲料的習慣。

江氏減肥飲食法

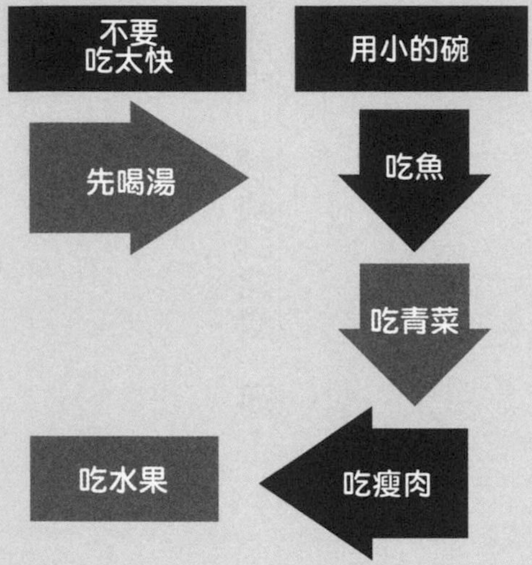

慢慢吃、多咀嚼，可增強記憶、變年輕

餐點的選用順序也要注意，應該先吃對人體有益的魚，因為魚會抑制食慾，接下來才吃肉及蔬菜，飯則用小碗裝盛並盡量殿後吃。根據研究，即使可以無限制的再盛飯，用小碗裝飯的人，總攝取熱量小於用較大碗的人。

此外吃飯的速度也不宜太快。速度太快不僅容易一下子吃進過量的食物，增加肥胖的機率，狼吞虎嚥、咀嚼次數少，也會影響思考。日本、英國等研究皆發現，咀嚼能活化大腦、加強記憶力，甚至可預防大腦老化和老年痴呆。此外，咀嚼還能促進胰島素和腮腺激素的分泌，前者可調節體內糖的代謝，後者能強化肌肉、血管、結締組織、軟骨和牙齒，使人顯得格外年輕。

7

檢查篇

解析腎臟檢查，讓你知己知彼保健康

○✕ 腎臟檢查知多少？

1 分鐘檢視你的「腎力掌握度」！

以下幾個問題當中，認為正確或符合敘述請打「○」，不正確或不符合敘述請打「✕」，或是依問題勾選出正確答案，每一題得 1 分，最後統計得分。

- □ 1. 每年都會定期做尿液檢查，了解尿蛋白、尿糖、尿潛血等尿液成分
- □ 2. 每年都會定期抽血做腎功能檢查，了解尿素氮與肌酸酐等腎功能數值
- □ 3. 每年都會定期做腎臟超音波，了解腎臟有無大小、水泡、結石等異常
- □ 4. 做尿液檢查前應該要①禁食 8 小時 ②避免劇烈運動 ③暫停服用維他命 C ④以上皆是（可複選）
- □ 5. 正常尿液的顏色是①淡黃色 ②青黃色 ③橘黃色 ④以上皆是（可複選）
- □ 6. 腎功能血液檢查中，較敏感準確的項目是①尿素氮 ②肌酸酐 ③肌酸酐清除率 ④以上皆是（可複選）
- □ 7. 要獲得肌酸酐清除率，應該檢測①尿素氮 ②肌酸酐 ③ 24 小時尿液 ④以上皆是（可複選）
- □ 8. 腎臟超音波檢查，是用來檢查①有無結石 ②有無萎縮 ③有無阻塞 ④以上皆是（可複選）
- □ 9. 目前慢性腎臟病分期常用指標為①腎絲球過濾率 ②肌酸酐 ③肌酸酐清除率 ④以上皆是
- □10. 腎功能從幾歲開始逐漸衰退？① 30 歲 ② 35 歲 ③ 40 歲 ④ 45 歲

解答

1	○	2	○	3	○	4	2、3	5	1
6	3	7	2、3	8	4	9	1	10	3

註：複選題必須全部正確方可計分

評分

● **總分超過 8 分（含）以上**

你的腎力掌握度很高，請持續定期安排腎功能檢查，並確實落實護腎的生活習慣。

● **總分在 4 ～ 7 分之間**

一般人的平均得分。為了預防及改善腎臟病，請進一步加強腎臟保健知識。

● **總分在 3 分（含）以下**

你非常欠缺護腎敏感度，請透過本書了解日常生活中的腎功能殺手，並進一步加強腎臟保健知識。

看腎臟科前要做哪些準備？

聰明就醫有3不：不化妝、不禁食、不排尿

無論你是因糖尿病、高血壓、痛風等慢性病懷疑自己可能罹患腎臟疾病，或是有家族腎臟病病史，或健康檢查發現腎臟相關檢查有異常，或已確診有腎臟疾病、必須定期回診追蹤，總之，只要你即將前往腎臟科就診，在就診前，如果可以做一些準備，不但有助於診斷病情，也能獲得最適切的診療，為自己的健康提供多一層保障。

那麼看腎臟科前該有哪些準備呢？首先是「三不」：

❶不化妝

有些女性患者因習慣或是禮貌的關係，會先化妝才來看醫生，卻不知這些動作會影響醫師對病情的觀察。

因為貧血是腎衰竭的主要病徵，醫師必須檢查皮膚或指甲的顏色，而粉底、口紅和蔻丹則可能遮掩貧血表現，讓醫師無法正確診斷。此外，腎衰竭患者會有一種特殊的尿毒氣息，倘若使用香水蓋住體味，也容易導致醫師發生誤診。

❷不禁食

在台灣，時常有上午門診直到下午一至

看腎臟科之前的準備事項

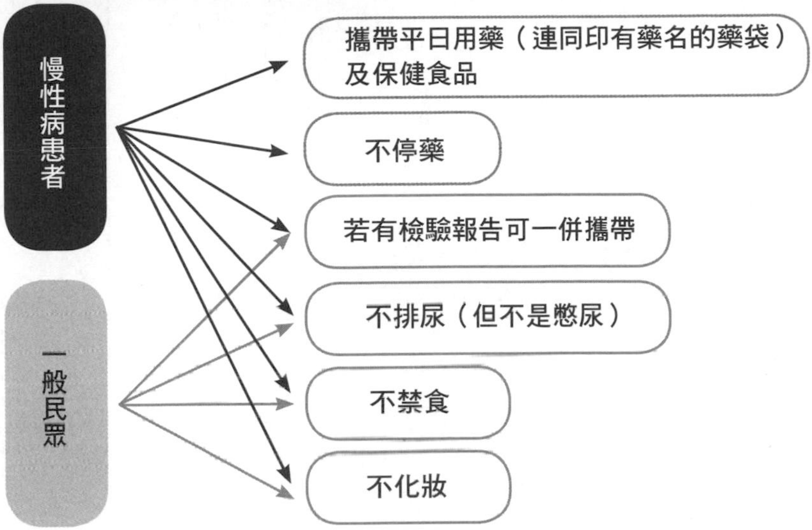

二點還沒看完的情形，我便常在這種情形下，聽到病人抱怨他從早至今滴水未沾，這才知道很多人為了怕影響檢查，檢查當天會先禁食。

其實這是完全不必要的，因為腎臟科的檢查主要是驗尿及抽血檢測腎功能，這些檢查都不需要空腹。倘若患者有糖尿病，長時間空腹反而會導致低血糖，引起昏迷等致命危險。

❸不排尿

所謂的不排尿當然不是要你憋尿，不過由於尿液是腎臟最基礎的檢查項目，所以如果不是尿很急的話，建議看診之前最好不要去小解，免得需要緊急驗尿時，還得猛灌水空著急，而且做超音波時如果膀胱裡有尿也比較看的清楚膀胱。

慢性病患者不需停藥，記得帶平日用藥與檢查報告前往看診

許多高血壓、糖尿病、心臟病等慢性疾病患者，明明平常都會規律服藥，可是一旦到腎臟科就診，就醫前便會刻意停藥，以為這樣檢查比較「準」，其實這麼做反而會弄巧成拙。

有些藥的半衰期很長，也就是吃一次可以持續藥效很久，停藥一兩次並不會有明顯的變化，且停藥還可能會使疾病失去控制，有相當大的風險。其實想讓腎臟科醫師獲得正確的檢查數據並不需停藥，只要讓醫師知道你正在吃哪些藥，醫師就可藉此評估。

還要特別提醒的是，腎臟疾病合併的問題很多，用藥數量也不少，是健保系統中開藥最多的科別之一。

因此，如果已確診有腎臟病，並同時有其他疾病正在服藥治療，為了避免藥物交互作用，前往腎臟科就診前，應先將正在服用的藥物及保健食品準備好，好讓醫師知道你正在吃哪些藥，而且最好將印有藥名的藥袋一併拿給腎臟科醫師。

此外，在腎功能有急性變化時，原有的用藥就可能必須依照腎功能變化而調整劑量，甚至需要停藥或換藥，因此讓腎臟科醫師確實掌握你的用藥，對腎臟病同時合併有其他慢性病的患者來說非常重要。

倘若有其他醫療院所的檢驗報告，建議最好帶著，因為腎病變的診斷需要長時間的腎功能追蹤，帶著以前的報告通常能避免不必要的重複檢查，同時也能讓腎臟科醫師更快掌握你的健康情況，確實為你的健康把關。

一定要做的腎功能檢查① 尿液檢查

掌握尿液狀況，提供多種疾病線索，是投資報酬率最高的檢查

先前雖然提到腎病的一些警訊，但其實大多數慢性腎臟病一開始並沒有症狀，等出現明顯症狀，往往是需要洗腎的情形。據統計，美國有超過三分之一患者發病不到一個月內就得接受洗腎，而台灣則有九六%的人根本不知自己腎臟已經出問題。所以想掌握腎力，不僅必須積極了解警訊，還必須定期進行腎功能檢查才行。

了解腎功能，只做一項檢查是不夠的，一定要做的檢查有三項，其中最基本的就是「尿液檢查」。因為尿液由腎臟製造，所以分析尿液就可以了解腎臟的製尿狀況，這項檢查同時可提供糖尿病、肝病、腎臟炎、泌尿系統、癌症、血液疾病、結石以及免疫等多種疾病的線索，加上取尿既不疼痛也無侵入性，以及成本低、檢查快速等優點，可說是投資報酬率最高的檢查。

尿液檢查包含目測檢查、試紙生化檢驗及尿沉渣鏡檢三項。一般常規檢查以前兩項為主，若懷疑有腎臟疾病，可增加尿液沉渣鏡檢，以查清細胞種類及數目。

項目1 目測檢查

檢查方法：直接以肉眼觀察尿液的顏色及外觀。

檢查內容：尿液的顏色與濁度會受到食物、藥物、維生素、疾病等影響，正常尿液呈淡黃色透明狀，可做最基本的判讀，但實際是否異常，仍需靠生化和鏡檢做診斷。讀者平時若想自行目測，不妨參考第三章所提到的「泡沫尿」篇章，所列正常與異常尿液進行比對，就可為自己的腎力把關。

項目2 試紙生化檢驗

檢查方法：利用試紙進行檢查。所有檢查項目排列在同一張試紙上，所以可一次驗出所有項目，既簡便又快速。

檢查內容：

- **尿白蛋白（蛋白質）：**蛋白質是人體需要的營養素，正常會由腎臟回收給人體再利用，所以尿液中出現過量蛋白質，常被視為腎臟功能是否異常的重要指標。尤其同時出現尿糖，就有糖尿病腎病變的可能。不過，腎臟病並非形成蛋白尿的的唯一因素，例如尿液感染或發燒也可能導致蛋白尿，或是身體健康但因劇烈運動、過度疲勞、吃了太多蛋白質含量高食物等因素，而引發暫時性的生理性蛋白尿等。
- **尿糖（葡萄糖）：**當尿糖測試結果為陽性反應，就表示尿液出現過量的葡萄糖，這種情況大多發生在糖尿病病人身上。不過肥胖、懷孕、藥物以及尿毒、肝病、感染、燒燙傷、吃到毒澱粉等患者，也有發生的可能。
- **潛血反應：**當尿中出現血尿、血色素時，潛血測試會出現陽性反應。此時若合併紅血球出現，就是所謂的血尿。引起血尿的原因有上百種，如凝血異常、尿路結石、發炎、

尿液檢查報告完全解讀

檢查項目	檢查名稱	正常值
目測檢查	顏色外觀	淡黃色、透明狀
試紙生化檢驗	尿蛋白（蛋白質）	陰性（－）
	尿糖（葡萄糖）	陰性（－）
	潛血反應	陰性（－）
	酮體	陰性（－）
	膽紅素	陰性（－）
	比重	1.010 ～ 1.022
	pH 值（酸鹼值）	5.5 ～ 8.0
尿沉渣鏡檢	RBC（紅血球）	
	WBC（白血球）	
	上皮細胞	
	圓柱體	無發現
	結晶體	無發現

以上的檢驗有任何不正常，應盡速求醫診治

鄰近器官的腫瘤侵入、惡性高血壓、血管炎、腎絲球腎炎、腎乳頭壞死、多囊腎等。不過少數良性情況也會出現血尿，像是劇烈運動後所出現的血尿，會在運動後七十二小時內完全消失，有些藥物和食物（如甜菜根、黑莓）也可能導致尿色異常。假如有潛血反應但沒有發現紅血球，則可能是橫紋肌溶解症或尿液靜置過久，導致紅血球溶解。

不過臨床上，女性最常見的潛血原因就是尿液沾染了月經，有人因為沒注意也未告知醫師，後續因此做了一堆檢查，最後才發現是經血混入尿液中，浪費時間、金錢和整體醫療資源。因此提醒女性若要進行尿液檢查，務必避開月事前後三天，假如月事時間不準，做完檢查後一兩天才發現來經，回診報告時務必告訴醫師，才能避免誤判。

・**酮體**：當體內糖類代謝出現障礙時，身體會分解脂肪作為能量來源，過多的脂肪不完全分解便會形成酮體。酮體出現陽性反應，可能是糖尿病酮酸中毒、喝到假酒、過量飲酒以及過度飢餓，需要逐一鑑別診斷。

- **膽紅素**：正常尿液中是不含膽紅素的，所以若發現膽紅素，就要考慮膽結石或腫瘤等造成阻塞性黃疸的可能。
- **比重**：評估腎臟濃縮與稀釋的能力，但會隨著水分攝取的多寡而變化，並且會受蛋白質、葡萄糖、利尿劑、顯影劑的影響。
- **pH值（酸鹼值）**：反應腎臟維持血漿和細胞外氫離子濃度的能力，但會受飲食影響。多吃肉類及高蛋白食物、藥物或抗生素，會使尿偏向酸性；素食者或攝取蔬菜、水果較多者或罹患腎小管酸血症，則會偏向鹼性。

項目3 尿沉渣鏡檢

檢查方法：尿液中混有各種固體成分，可用離心機將其分離後，在顯微鏡下檢查。

檢查內容：

- **RBC（紅血球）**：正常尿液中可能出現少量紅血球，但如果紅血球出現過量，則可能是腎臟或尿道系統有出血的情形，此時紅血球的型態（變形的紅血球通常代表出血來自腎絲球）可作為臨床診斷的重要參考。
- **WBC（白血球）**：正常尿液中可能出現少量白血球，如果白血球增加，便表示有尿道感染或發炎的情況。
- **上皮細胞**：包含腎小管上皮細胞、扁平上皮細胞等。正常尿液中極少見到腎小管上皮細胞，若有大量腎小管上皮細胞出現，表示可能有腎小管壞死的情形；女性尿液若出現大量扁平上皮細胞，則可能是外陰部污染。
- **圓柱體**：圓柱體的存在，就是演變為慢性腎炎相當重要的指標。

- **結晶體：**尿中所看到的微量結晶，大部分是受飲食影響或放置太久所致，多半沒有什麼病理意義，但若大量出現，就可能與某些疾病有關，例如尿路結石，而型態不一的結晶代表不同的結石成分。

尿液檢查前，應注意事項

□生理期前、後 3 天，不宜做尿液檢查
□檢驗前 24 小時不要服用維他命 C
□檢驗前 72 小時避免劇烈運動
□取尿時，記得要取中段尿

正確收集尿液，才能驗出準確結果

進行尿液檢查時，要正確收集尿液，才能確實反應體內的狀況。首先是採集的時間與方式。通常一般只要隨機採尿即可，可在門診時進行，但是要避開生理期前後三天進行檢驗，同時檢驗前七十二小時應避免劇烈運動，前二十四小時則不可服用維他命C。因為劇烈運動可能會導致生理性蛋白尿或生理性血尿，而維他命C則會干擾尿中白血球的定性檢查。此外，取尿時，最好取中段的尿，也就是剛尿出的部分不要，快尿完的部分也不要，可減少尿道雜菌或細胞污染，較適用於細菌培養。

一定要做的腎功能檢查② 血液生化檢查

尿素氮與肌酸酐不敏感，略為超標也要當心

評估腎功能，光尿液檢查是不夠的，還必須抽血檢驗。一般腎功能的抽血檢驗有兩項，分別是：尿素氮（BUN）與肌酸酐（Creatinine, Cr）。前者是蛋白質代謝生成的產物，正常值為一〇至二〇mg／dl，後者則是身體肌肉活動代謝生成的產物，正常值為〇・五至一・三或一・五mg／dl（因不同的儀器而略有落差）。

兩者皆須透過腎臟排出體外，一旦腎臟功能減少到一定程度時，尿素氮與肌酸酐便會在血液中滯積，導致血液中的尿素氮及肌酸肝濃度增加。

不過，尿素氮與肌酸酐雖然是腎功能檢查指標，卻都是不敏感的指標，通常腎功能損失超過一半以上，這兩項的檢驗數值才會升高。所以看到抽血報告中的尿素氮與肌酸酐都在正常範圍不用太慶幸，反而一旦超過正常值，即使只超標一點點，也千萬不可掉以輕心，必須立刻至腎臟科詳細檢查。

特別是肌酸酐，只要一超標，往往代表腎功能損失已超過七五%，千萬別認為只超過標準值一點點而大意，否則將導致終身遺憾。

血液生化檢查報告完全解讀

檢查項目	檢查名稱	正常值
抽血檢查	尿素氮（BUN）	10 ～ 20mg ／ dl
	肌酸酐（Cr）	0.5 ～ 1.3 或 1.5mg ／ dl
抽血＋ 24 小時尿液	肌酸酐清除率（CCr）	每分鐘 80 ～ 120 毫升，平均每分鐘約 100 毫升

想要掌握腎功能，關鍵在肌酸酐清除率和腎絲球過濾率

為什麼尿素氮與肌酸酐這麼不敏感？既然不敏感又為何要驗呢？這要從它們的產生方式說起。尿素氮是蛋白質代謝生成的產物，所以會受飲食中蛋白質的攝取量影響。如果進行抽血檢驗前吃太多肉（蛋白質）或水喝太少而有些脫水情形時，血液中的尿素氮就會升高，所以只有尿素氮高而肌酸酐正常者，通常不需要太擔心，但要注意不可超過二〇mg／dl，若超過，就算是高氮質血症。

而肌酸酐是身體肌肉活動代謝生成的產物，會受每個人肌肉量的不同所影響，例如一位乾乾瘦瘦的老太太，血液中肌酸酐達到一．三mg／dl，雖然還在正常範圍內，腎功能可能只有正常同齡者的一半，而一個高壯

肌肉型的年青人，身上肌肉正常代謝產出的肌酸酐和老太太一樣也是一・三 mg／dl，腎功能卻可能是完好無損的。

值得注意的是，尿素氮與肌酸酐雖然不敏感，卻是了解腎功能的重要檢驗，因為真正能夠即時反應腎功能的「肌酸酐清除率（又稱為肌酸酐廓清率 Creatinine Clearance，簡寫成ＣＣｒ）」和「腎絲球過濾率（Glomerular Filtration Rate，簡寫成ＧＦＲ）」，都需要先驗出血液肌酸酐，再搭配其他參考數值才能推算。

前者是目前醫師臨床上使用最廣泛的腎功能指標，後者則可用於腎臟病分期判別。此外，尿素氮與肌酸酐在腎功能受損初期的變動雖然微小，但腎功能受損一定程度以上時，只要腎功能有一點點變動，都會使它們大幅度升高，因此又可做為腎病患者控制病情的重要依據。

還要特別說明的是，肌酸酐清除率正常為每分鐘八〇至一二〇毫升，但四十歲起會隨著腎功能正常衰退而逐漸降低，平均每年掉一％，估計六十歲時還有八〇％至一〇〇％，一旦降至六〇％以下，就代表腎功能不全。假如是糖尿病患者，即使肌酸酐清除率很好也先別高興，因為在糖尿病開始出現腎病變前，腎臟會開始膨脹、細胞分裂而變得比正常大，此時肌酸酐清除率反而顯得很好。

因此糖尿病患者即使肌酸酐清除率很好也要小心，應持續謹慎控制糖尿病病情，同時定期檢查掌握腎功能，以防止或延緩糖尿病腎病變的發生。

腎絲球過濾率計算公式

成人	❶ Abbreviated MDRD Study 公式 ♂男性：186×（肌酸酐 mg ／ dl）$^{-1.154}$×（年齡）$^{-0.203}$ ♀女性：186×（肌酸酐 mg ／ dl）$^{-1.154}$×（年齡）$^{-0.203}$×0.742
	❷ Cockcroft-Gault 公式 ♂男性：（140 －年齡）× 體重（公斤）／72× 肌酸酐（mg/dl） ♀女性：（140 －年齡）× 體重（公斤）／72× 肌酸酐（mg/dl）×0.85
兒童	❶ Schwartz 公式 0.55× 身高（公分）／肌酸酐（mg ／ dl）
	❷ Counahan-Barratt 公式 0.43× 身高（公分）／肌酸酐（mg ／ dl）

＊ Abbreviated MDRD Study 計算雖較麻煩，但如果讀者方便上網，不妨直接至台灣腎臟醫學會網站（http://kidney.tsn.org.tw），點擊左下處「腎病指標」，然後輸入肌酸酐、年齡、性別資料，再點擊「觀看計算結果」，即可立即換算出你的 GFR 值。

＊目前腎功能檢查報告常可以看到 eGFR，讓人納悶到底和 GFR 有何不同，其實基本上兩者指的都是「腎絲球過濾率」，只是由於 GFR 一般是用公式換算得來，等於是一種估計值，所以才在 GFR 前加上 e，也就是 estimated（估計）的意思。

由 GFR 判斷腎功能＆腎病分期

正常的腎絲球過濾率 GFR 約為 100 ～ 120 ml ／ min ／ 1.73m²，過濾率越小就代表腎功能越差。美國腎臟基金會並以腎絲球濾過率為依據，將慢性腎臟病分為 5 期，分期標準為：

病程	GFR 數值	慢性腎臟病分期
第 1 期	＞ 90ml ／ min	腎功能正常有腎臟損傷者
第 2 期	60 ～ 89ml ／ min	輕度慢性腎衰竭
第 3 期	30 ～ 59ml ／ min	中度慢性腎衰竭
第 4 期	15 ～ 29ml ／ min	重度慢性腎衰竭
第 5 期	＜ 15ml ／ min	終末期腎臟疾病

簡單公式，教你自己推算「腎絲球過濾率」

GFR（腎絲球過濾率）是目前醫界用來做腎臟病分期的重要指標，只要運用抽血檢驗出的肌酸酐值（Cr），再依據年齡、體重、性別等條件，就可以自行推算，非常方便。

腎絲球過濾率的計算公式很多，且成人與兒童不同，成人最常使用的計算公式為MDRD（Modification of Diet in Renal Disease）study公式和Cockcroft-Gault公式兩種。一般認為MDRD Study公式比Cockcroft-Gault公式更準確，尤其是老年人和肥胖患者，因此目前台灣腎臟醫學會建議估算成人腎絲球過濾率以及美國腎臟基金會的慢性腎臟病照護準則，都是用MDRD Study公式。不過MDRD Study公式遇第一期慢性腎臟病患者，容易低估腎絲球過濾率，而在慢性腎臟病第四及第五期，反而會高估腎絲球過濾率。而Cockcroft-Gault公式計算簡單，隨時可以自行換算且誤差仍在可接受範圍（但腎小管也會分泌肌酸酐值，所以可能高估），因此還是值得參考，讀者可自行選擇方便的公式試算（見一七九頁上表）。

至於兒童的腎絲球過濾率，臨床上最常用的公式是Schwartz公式和Counahan-Barratt公式，兩種計算方式都有一定程度的誤差存在，尤其在腎絲球過濾率較差時，Schwartz公式可能會有較大的誤差，這一點必須稍加注意（見一七九頁上表）。

一定要做的腎功能檢查③ 超音波影像檢查

少了超音波影像檢查，容易誤判病情

曾有一位患者沈先生，在A醫院檢查了尿液和血液，由於數值一切正常，就認為腎功能沒問題，而一個月後在B醫院，透過影像檢查，卻發現兩邊的腎臟都已嚴重阻塞，腎功能已經受損至必須洗腎的情況。事實上，類似情況臨床上並不少見，身為腎臟科醫師的我，一旦聽聞總會設法深入了解原因，其中最常見的原因就是「沒有做影像檢查」。

先前我提到，由於尿素氮、肌肝酸檢驗並不是很敏感，通常要到腎功能受損很嚴重時才會超出正常值，即使是以疼痛出名的腎結石，也常在發作一陣後歸於沉寂，開始無

完整的腎功能檢查有3項，缺一不可

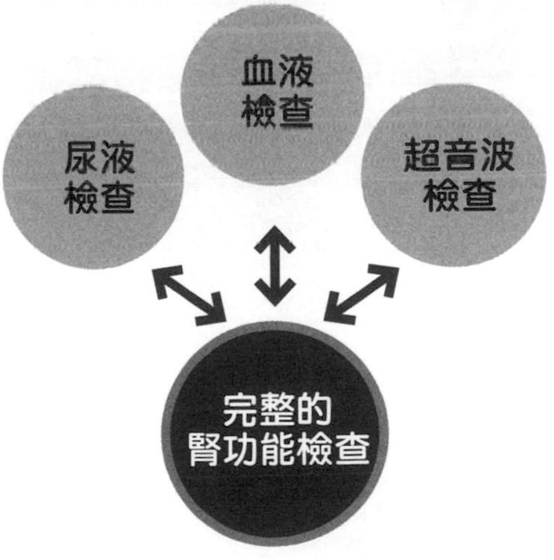

聲無息的繼續破壞腎臟。所以腎功能檢查光做尿液檢查和抽血檢查是不夠的。

腎結石、囊腫、水泡、腫瘤無所遁形

正因為腎功能尿液檢查與抽血檢查有其不足，因此腎臟學界很早就在尋找一個能早期發現腎臟異狀的檢驗，以彌補這個醫療網的破洞。而這個難題在超音波臨床應用普及後，總算獲得了解決。

超音波掃描是利用震盪器發出比聲波頻率略高的低功率波形，再收集人體各種組織反射超音波的回音，來構成一張人體構造圖，所以對腎臟及膀胱結石、囊腫、腎臟萎縮、變形、積水、水泡、腫瘤及阻塞等形體方面的問題，有很高的特異性與敏感度。而且超音波掃描使用的功率低，受檢驗的人體並不會產生突變等傷害，可以廣泛應用於敏感的組織（例如胎兒的掃描），加上即使做過很多次超音波掃描，也不會造成人體損傷，因此適合用來長期追蹤腎臟變化。

例如已確診必須永久洗腎治療者，超音波檢查便是追蹤腎臟變化不可或缺的項目，因為喪失功能的腎臟很容易長出惡性腫瘤。此外，有些檢查會造成腎衰竭或是有過敏性休克的危險，譬如注射顯影劑的靜脈尿路攝影，這時也可用超音波掃描取代一部分這類危險的檢查。

超音波檢查的費用低廉且無痛、無害，是目前腎臟科應用最普及、廣泛的影像學檢。再搭配尿液與血液檢查，就可確實掌握腎臟的健康度。

名醫小講堂

善用免費健檢，為自己健康把關

全民健保提供四十歲以上民眾免費的成人健康檢查，這項健檢服務，涵蓋了民眾健康需求的健檢「基本款」，所以在介紹完必做的三大腎功能檢查之後，也要呼籲各位讀者，千萬別放棄自己的福利，善用這項免費成人健檢服務為自己的健康把關。部分不足之處，再視需要增加「訂製款」的檢查項目，既可完整掌握自己的健康，還可省下不少金錢，可說是一舉兩得。

那麼這項免費的健檢服務，誰可以做？到哪裡做呢？首先是適用對象，一般民眾只要年滿四十歲即可享有三年一次的全身健康檢查，一般民眾年滿六十五歲、原住民年滿五十五歲，或是罹患小兒麻痺且年滿三十五歲，則可每年

成人預防保健服務特約醫療院所查詢

電話查	利用中央健保署 0800 免費服務電話查詢，電話號碼是 0800-030-598
上網查	預防保健服務之醫療院所查詢網址：http://www.nhi.gov.tw/Query/query3.aspx?menu=20&menu_id=712&WD_ID=828 輸入「區域別」以及「預防保健」，點擊「開始查詢」即可

＊衛福部國民健康署還有多項免費成人、孕婦、兒童預防保健服務，可電洽上述健保署0800免費服務電話，或至衛福部國民健康署網站（http://www.hpa.gov.tw）點擊「健康主題」→「預防保健服務」查詢。

享有一次健康檢查。檢查內容包括身體檢查、尿液檢查、血液生化檢查、憂鬱檢測及健康諮詢等項目。民國五十五年以後出生者，可搭配成人預防保健服務終身接受一次「B型肝炎表面抗原（HBsAg）及「C型肝炎抗體（anti-HCV）」檢查。以腎功能檢查來說，這項健檢中的尿液檢查與血液生化檢查，可檢查出尿蛋白、血尿素氮與血肌酸酐等數值，民眾只要再自費做腎臟超音波影像檢查即可。

要特別提醒的是，由於這項檢查並不只有檢查腎功能，還包含肝功能、血糖、血脂、尿酸等，所以建議需要空腹八小時。至於檢查地點，目前全台計有數千家特約醫療院所可提供此項服務（查詢方式請見一八三頁表），民眾只要攜帶健保卡到健保特約醫院或診所，就可做成人健康檢查（但視醫院診所規定，有時需要給付掛號費，可先電洽詢）。

成人預防保健檢查項目

檢查項目	檢查內容	
基本問卷檢測	疾病史、家族史、服藥史、健康行為、憂鬱檢測等	
身體檢查	一般理學檢查、身高、體重、 血壓、身體質量指數 (BMI)、腰圍	
實驗室檢查	尿液檢查	蛋白質
	血液生化檢查	GOT、GPT、肌酸酐、血糖、血脂（總膽固醇、三酸甘油酯、高密度脂蛋白膽固醇、低密度脂蛋白膽固醇計算）
	腎絲球過濾率（eGFR）計算	
	B 型肝炎表面抗原（HBsAg）及 C 型肝炎抗體（anti-HCV）：民國 55 年以後出生可搭配成人預防保健服務終身接受 1 次檢查	
健康諮詢	戒菸、戒酒、戒檳榔、規律運動、維持正常體重、健康飲食、事故傷害預防、口腔保健	

○✕ 腎臟病該如何治療？

1 分鐘檢視你的「逆轉腎成功率」！

以下幾個問題當中，認為正確或符合敘述請打「○」，不正確或不符合敘述請打「✕」，或是依問題勾選出正確答案，每一題得 1 分，最後統計得分。

- □ 1. 只要罹患腎臟病，就得少吃蛋白質並且不可以吃鹽
- □ 2. 所有食物都得靠腎臟代謝廢物，因此腎臟病患飲食寧可少也不可多，以降低腎臟負擔
- □ 3. 腎病治療常會給利尿劑，但不可長期吃，不然可能會有心律不整、痛風等副作用
- □ 4. 類固醇有很多副作用，所以只要症狀緩解，最好立刻停藥
- □ 5. 無論是哪一種腎臟病，只要腎臟已受到相當損傷，即使治癒，腎臟仍將繼續衰竭變成尿毒症
- □ 6. 預防腎性骨病變要減少攝取哪一類食物？①高鈣 ②高鐵 ③高磷 ④以上皆是
- □ 7. 腎病患者冬天要特別預防①尿酸增高 ②血壓增高 ③尿蛋白增高 ④以上皆是
- □ 8. 腎病患者飲食要注意什麼？①鹽 ②蛋白質 ③熱量 ④以上皆是
- □ 9. 腎病患者手術前要注意？①體液囤積 ②血鉀過低 ③體液缺乏 ④以上皆是
- □10. 腎病自第幾期開始要補充造血營養素？①第一期 ②第二期 ③第三期 ④第四期 ⑤第五期

解答

1	✕	2	✕	3	✕	4	✕	5	○
6	3	7	2	8	4	9	3	10	3

評分

● 總分超過 8 分（含）以上

你對腎臟病有一定的了解，逆轉腎的機率很高。只要持續充實並落實腎臟保健與治療知識，配合醫師指示持續治療追蹤，就可以有效控制病情，達到最佳治療狀態。

● 總分在 4 ～ 7 分之間

雖然是一般人的平均得分，但對腎臟已經生病的你來說，錯誤的治療觀念將會導致腎病加速進展。請加強並落實腎臟保健與治療知識，配合醫師指示持續治療追蹤，並詳細閱讀本書，才能有效控制病情。

● 總分在 3 分（含）以下

糟糕！你對腎臟病的了解非常不足，對腎臟已經生病的你來說，無疑是雪上加霜。請詳閱本書所有章節，充實並落實腎臟保健與治療知識，並配合醫師指示持續治療追蹤，才能避免病情惡化的危機。

逆轉「腎」第1步 先了解腎臟構造與運作

血液進入腎臟，就像車子進入高速公路……

想要逆轉「腎」，知己知彼是必要的，因此我們要先了解腎臟的構造與運作。人體共有兩個腎臟，形狀有如蠶豆，體積約為成人拳頭大小，位於人體後腹腔腰部的位置，所以俗稱為「腰子」。腎臟結構簡單，可分外層的皮質及內層的髓質兩部分，每顆腎臟約含有一〇〇萬個「腎元」，是腎臟基本的功能單位。每個腎元含一個腎小球（亦稱為腎小體）和一個腎小管，腎小球的構造就像是棒球手套握著一個棒球，棒球是由數十條微血管交織成如毛線團般的組織，稱為「腎絲球」，手套稱做「鮑曼氏囊」，兩者緊密相連；腎絲球二端則各為「入球小動脈」以及「出球小動脈」。一般入球小動脈直徑會大於出球小動脈，因此會使腎絲球的血壓升高，使血液過濾滲透到相連的鮑曼氏囊，繼而進入腎小管，而未被過濾的血液則經出球小動脈流出腎絲球，繼續圍繞腎小管形成複雜的微血管網，幫助再次吸收有用物質，最後流入腎臟的靜脈。

腎小管則包含進曲線管、亨利氏環和遠曲線管等部分，各部分具有不同的生理功能，包括再吸收、分泌及濃縮等功能，也就是調節尿液成分、將有用的物質再吸收回人體並將廢物排泄進入尿液中，製造出來的尿液則

認識我們的腎臟

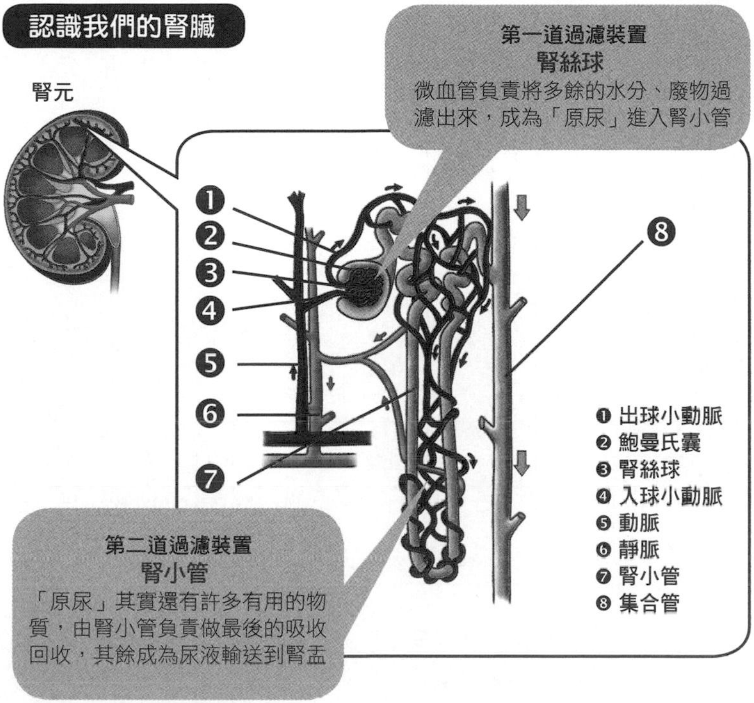

腎元
第一道過濾裝置

微血管負責將多餘的水分、廢物過濾出來，成為「原尿」進入腎小管
第二道過濾裝置
腎小管
「原尿」其實還有許多有用的物質，由腎小管負責做最後的吸收回收，其餘成為尿液輸送到腎盂
❶ 出球小動脈
❷ 鮑曼氏囊
❸ 腎絲球
❹ 入球小動脈
❺ 動脈
❻ 靜脈
❼ 腎小管
❽ 集合管

腎臟公路系統示意圖

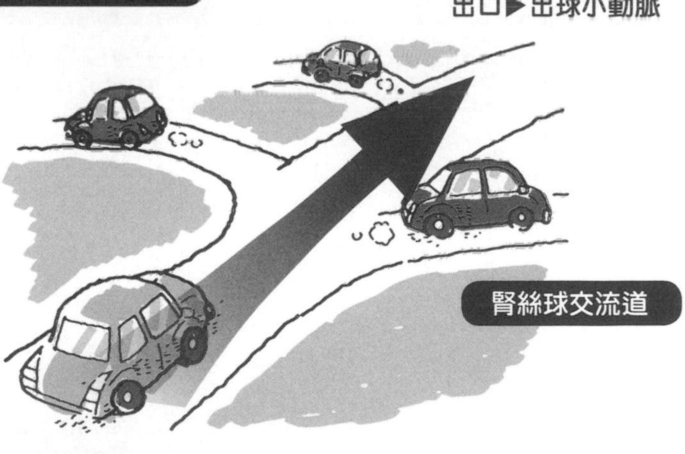

出口▶出球小動脈
腎絲球交流道
入口▶入球小動脈

進入集尿管，經過輸尿管、膀胱及尿道而排出體外。簡單的說，整個運作過程就像是一條高速公路，高速公路起點是入球小動脈，而終點是出球小動脈，腎絲球中的微血管就像是這條高速公路沿線的眾多交流道，上高速公路的車子有些可以從這些交流道離開，而沒有下交流道的車子，最後就從高速公路的終點離開。

腎絲球微血管：全身微血管壓力最大的地方

因為入球小動脈直徑大於出球小動脈，會使腎絲球的血壓升高，血液中多餘的水分和身體代謝廢物便會被過濾滲透進入鮑曼氏囊，就像一條六線道的高速公路，因終點施工縮減為三線道，所以要部分車子先從途中的交流道離開一樣。值得注意的是，這個構造不僅非常精密，更使腎絲球微血管成為全身微血管壓力最大的地方，因此血糖、血壓、血脂、毒素等容易造成血管損傷、病變的因子，都將導致腎功能受損。例如糖尿病患者若持續處於高血糖狀態，血液中過多的糖分與蛋白質結合，沉積在腎絲球中，進而壓迫腎絲球微血管，使微血管的血管壁變厚、變硬，過濾的機能也就跟著降低，造成腎臟逐漸無法正常過濾血液，進而引發糖尿病腎病變。

由於腎臟二十四小時為身體過濾血液，一般來說，腎臟功能會自四十歲起開始逐漸衰退。所以，無論是想要逆轉「腎」或是避免腎病惡化，都要注意所有會造成血管損傷、病變的因子，年齡四十歲以上者因腎功能下降，更應小心注意。

逆轉「腎」第2步 認識腎病的分類與分期

腎臟病種類繁多，症狀、治療及預後差異大

一般人常以為腎臟病是一種單一疾病，其實腎臟病的種類相當多，包括糖尿病腎病變、腎絲球腎炎、多囊性腎臟病、腎病症候群等，依腎小球（腎絲球）、腎小管、腎血管及組織間質等引發部位不同，治療及預後也有很大差異。所以常有人不明白，同樣是腎衰竭，為什麼有些人可以痊癒？有些人卻得終身洗腎？為此我認為應該先向大家簡單說明一下腎臟病的分類與分期。

臨床上，只要是會造成腎臟結構異常或影響腎臟功能的疾病，都可稱為腎臟病。腎臟病的分類，除了部位不同有所差異外，還可根據病因分成「先天性」與「後天性」，依照發病過程分為「原發性」與「續發性」，或根據惡化速度分為「急性」與「慢性」等，也就是說，一樣的病變可能有多種類型。例如腎絲球腎炎有原發性（如 IgA 腎病變）也有續發性（如糖尿病腎病變），但同時也有急性與慢性，不同類型的症狀、病程皆有不同，治療方式當然也就不一樣。

如果受損嚴重，即使痊癒仍有可能演變成尿毒症

不過，腎臟病雖然有很多種，但無論哪一種，只要已造成腎臟損傷超過七五%，即使能治癒，腎臟仍會繼續衰竭，最後演變成尿毒症，臨床上，我們把這過程稱為「腎臟病的自發性進展」。

造成腎臟病自發性進展的原因不明，據研究，可能與腎元過勞死有關。因為人體每一個腎臟各有一〇〇萬個腎元，我們就是靠這總數二〇〇萬個腎元來分擔過濾、排除代謝廢物等功能。

當腎臟受到損傷七五%以上，而導致過多腎元死亡時，剩下來的腎元便得分擔所有的工作，死亡的腎元越多，僅存腎元的工作量也就越多，於是一段時間後，就會陸續過勞死。而且做的越多、死得越快，換句話說，腎臟受損的情形越嚴重，自發性進展至尿毒症的速度越快。

避免過多腎元死亡，定期檢查才能及早發現

當然，不是每一種腎臟病都會自發性進展成尿毒症，比方說，同樣是腎衰竭，但急性腎衰竭因為病程不長，腎臟受損程度沒那麼嚴重，可能只是暫時性腎功能指數降低，只要經過幾次洗腎治療，同時用藥及調整飲食習慣，大多有機會完全痊癒，不需要終身洗腎。但慢性腎衰竭則是幾年累積下來的宿疾，不是突然變壞的，如果已經惡化到必須洗腎，便代表腎臟已受到不可逆的嚴重損傷，因此大多只能靠持續洗腎治療，以維持僅存的腎功能。

當然，是否會導致腎病自發性進展的標準，並不是以急性或慢性來區分，而是看血

腎臟病的分類相當複雜

腎臟病分類

- **依受損部位**
  - 包含腎小球（腎絲球）、腎小管、腎血管、組織間質……等
    - 各病變部位常見腎病有：
      腎小球（腎絲球）：腎絲球腎炎、IgA 腎病變、糖尿病腎病變……
      腎小管：腎小管壞死、腎結石、腎乳頭壞死……
      腎血管：腎動脈狹窄、腎血管性高血壓……
      組織間質：間質性腎炎……
- **依病因**
  - 先天性
    - 出生就有的腎臟疾病。例如：多囊腎、腎髓質囊腫（髓質海綿腎）、先天性尿路阻塞……
  - 後天性
    - 後天環境或習慣引發的腎臟疾病。例如：腎絲球腎炎、間質性腎炎……
- **依發病過程**
  - 原發性
    - 由腎臟本身病變造成的腎功能惡化。例如：原發性腎絲球腎炎（如 IgA 腎病變）、原發性腎盂輸尿管阻塞……
  - 續發性
    - 由腎臟以外的疾病所造成的腎功能惡化的情形。例如：糖尿病引起的「糖尿病性腎病變」、高血壓造成的「高血壓腎動脈硬化症」、痛風造成的「痛風性腎病變」、免疫性疾病引起的「紅斑性狼瘡腎炎」……
- **依惡化速度**
  - 急性
    - 因某種突發的因素（事故）或疾病，使腎臟功能在數小時至數天內急速惡化者。例如：急性腎衰竭、急性腎小管壞死……
  - 慢性
    - 因環境、習慣或疾病，使腎臟功能經數月或數年間漸漸變壞者。例如：慢性腎衰竭、慢性腎小管壞死……

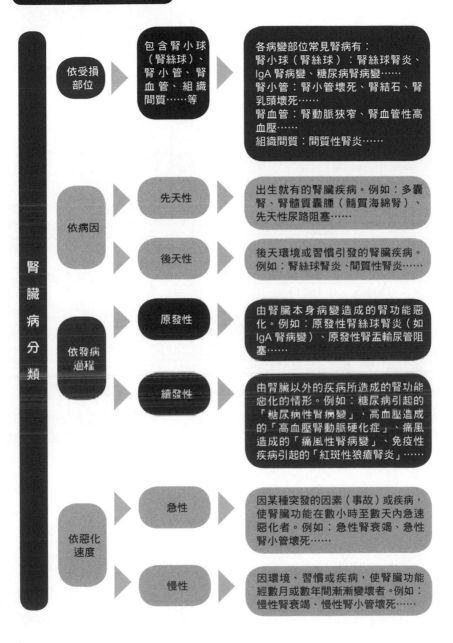

中的肌酸酐。如果肌酸酐大於五，腎功能便可能會自發性進展成尿毒症，這也就是為什麼定期進行腎功能檢查如此重要，因為唯有早期發現、早期治療，才能搶在過多腎元陣亡前，避免腎臟病自發性進展成尿毒症。

一旦腎絲球過濾率小於10，恐怕就得洗腎

此外，所有腎臟病都有輕度、重度之分，並不是所有腎臟病都得洗腎，而是得看病情的嚴重度。臨床的量化指標大都以血液中尿素氮和肌酸酐為代表，這兩個都是人體在新陳代謝過程中，由腎臟負責排出的廢物。如果腎功能不佳，尿素氮和肌酸酐自然會逐漸增加，所以又常被稱為「尿毒指數」。一般來說，只要尿素氮超過一〇〇或肌酸酐大於九，大概就得開始洗腎了。

還要特別提醒的是，正確判讀尿毒指數非常重要，因為尿素氮和肌酸酐在早期腎功能不足時並不會升高，甚至當腎功能只剩下一半效率時，這兩項指數也未必會明顯升高，尤其是體型小或食量少的人，這時最好以肌酸酐搭配其他參考數值推算，較容易準確判斷肌酸酐清除率（CCr）或腎絲球過濾率（GFR）。在第七章「一定要做的腎功能檢查②—血液生化檢查」中曾說過，美國腎臟基金會依腎絲球過濾率將慢性腎臟病分為五期（見一七九頁），無論是哪一種腎臟病，只要腎絲球過濾率小於十，身體開始出現噁心、嘔吐、呼吸困難、肺水腫、心臟衰竭等尿毒症狀時，就得開始接受洗腎治療，否則會有生命危險。

切勿盲目忌口，請配合醫囑調整飲食

很多腎臟病人都希望透過節制飲食來改善病情，而主動對某些食物忌口，但是腎臟病的成因很少是因為飲食不節制，所以希望靠忌口讓腎臟變好、康復，無異是緣木求魚。

不過，對腎病患者來說，飲食調整確實有其必要，畢竟所有進入人體內的水分、食物、藥物，經過消化吸收代謝後，都需要腎臟幫忙才能將多餘的、沒用的代謝物排出體外。當腎臟生病，處理這些物質的能力就會降低，因此藉由飲食來降低腎臟的負擔，可以說是患者控制腎病的基本功。

既然飲食調整對腎病控制的確有幫助，而患者又這麼努力控制飲食，為什麼「腎功能還是不佳」呢？

我曾問過這類拚命忌口但成效不彰的患者，才知道他們的飲食控制方式，有許多錯誤迷思，像是「吃得少，而且一堆東西不敢吃」，結果營養不足，身體被迫燃燒體內組織的蛋白質，導致血中尿毒素更高，腎臟負擔更重。換句話說，腎病患者的飲食除了需要「適度調整」外，也要注意「補充營養」。

只要調整攝取量，鹽和蛋白質都能攝取

鹽分的攝取必須依患者血壓、尿量、水腫狀況來調整，不分青紅皂白的限制鹽分攝取，不僅容易讓病人沒有胃口，導致營養不良、感染等併發症，也容易因尿毒素較高讓食慾不振，最後造成腎功能快速衰退。因此，不是每個腎臟病友都必須禁鹽。

另一個常見的禁忌就是蛋白質。一般認為蛋白質最好是含必需胺基酸較多的動物性蛋白質，如肉、魚、蛋、奶等，植物性蛋白質則因為必需胺基酸不全，對於身體的貢獻少，所以在限制蛋白總量時要優先減少、必須忌口。事實上，腎臟病人一定會出現血脂肪異常、葡萄糖耐受性不良等問題，攝取植物性蛋白質會比動物性蛋白質更能有效預防以上問題。近來臨床研究更證實，用植物性蛋白質取代動物性蛋白質並不會加速腎病進展，況且黃豆加上米飯就是完全蛋白。此外，並非所有腎病患者都必須採取低蛋白飲食，必須依腎功能下降程度來調整，而且魚對於腎臟的影響比肉小，所以不同蛋白質要減少的幅度當然也不一樣。

腎病患者應依「腎病分期」改變飲食內容

不同程度的腎臟疾病，飲食上需要注意的事項也不盡相同。例如腎絲球過濾率（GFR）大於六〇ml／min的第一、二期慢性腎臟病患者，腎臟儲備適應能力還足夠，飲食與生活作息的注意事項，和一般常見的健康概念類似，只要注意充足睡眠、少鹽、少油脂、多運動、戒菸和適量攝取五大營養素，再搭配我先前提到的「獨門護腎祕方」（見八九至一六六頁）與定期追蹤檢查，大致就已足夠。

腎病患者怎麼吃？各階段腎病患者的飲食重點

<table>
<tr><th>GFR</th><th>＞90</th><th>60～89</th><th>30～59</th><th>15～29</th><th>＜15</th></tr>
<tr><th>分期</th><th>第一期</th><th>第二期</th><th>第三期</th><th>第四期</th><th>第五期（終末期）</th></tr>
<tr><td rowspan="3">洗腎前</td><td colspan="2">・飲食習慣需謹慎
・每公斤體重攝取 0.8 公克蛋白質</td><td></td><td></td><td rowspan="3"></td></tr>
<tr><td colspan="3">・維持體重（熱量必須足夠）
・低蛋白（每公斤體重 0.6～0.8 公克）＋必需胺基酸的補充
・補血營養素（鐵、葉酸、維生素 B_{12}）</td><td></td></tr>
<tr><td colspan="4">・限鉀、限鈉
・維持體重（熱量必須足夠）
・低蛋白（每公斤體重 0.6～0.8 公克）＋必需胺基酸的補充
・補血營養素（鐵、葉酸、維生素 B_{12}）</td></tr>
<tr><td>洗腎</td><td colspan="5">（每次洗腎前）維持體重（熱量必須足夠）＋限磷、限鉀、限鈉、限水
（每次洗腎後）一般飲食＋必需胺基酸的補充</td></tr>
</table>

至於腎絲球過濾率介於十五至五九ml／min的第三、四期慢性腎臟病（又稱為「慢性腎功能不全」），由於臨床上已有症狀，所以飲食就必須多加留意。除了要降低蛋白質攝取量，也要補充必需胺基酸以及造血營養素（鐵、葉酸、維生素B_{12}）。尤其是第四期患者，更需要限制鈉和鉀的攝取。如果不幸腎絲球過濾率已低於十五ml／min，也就是慢性腎臟病進入第五期（終末期）的患者，就真的需要對每一口飲食斤斤計較，並對水分及所有含磷、鉀、鈉的食物加以限制。

總之，腎病患者的營養狀態需要定期檢查才能確定，因此請務必遵從醫師叮囑以及腎病營養衛教，按時回診追蹤，才是對腎臟真正有益的飲食療法。

逆轉「腎」第4步 正確用藥控制病情

人人聞之色變的類固醇，是治療腎炎的首選藥物

很多人都知道類固醇對人體有相當大的副作用。這一點其實醫生相當清楚。但是對大部分腎炎患者來說，類固醇也是首選藥品。例如孩童和年輕人最容易罹患的腎病——微小病變腎絲球腎炎，最重要的療法除了透過臥床、利尿劑等促進排尿以消除水腫外，想要根治，就必須採用類固醇療法，且約八○%以上的病人可以用類固醇治癒。雖然部分病人可能會復發，但復發後，繼續採類固醇療法還是有不錯的效果。

其實，在有經驗的醫師謹慎使用下，類固醇並不會對患者造成太大的副作用傷害，反而要注意不可以任意中斷服藥。很多病人因為擔心類固醇副作用，在吃了幾個月藥後，感覺症狀已經解除，常常不等醫師囑咐就私自停藥，結果不但造成腎炎復發，甚至引起內分泌失調而導致生命危險。

經過數十年的臨床追蹤發現，微小病變腎絲球腎炎患者在經過類固醇治療後，生活正常且飲食不須忌口，幾乎沒有腎功能不良的後遺症。由此可見，只要在有經驗的醫師適當使用下，類固醇其實是相當安全的。

遵守醫師指示來進行藥物治療

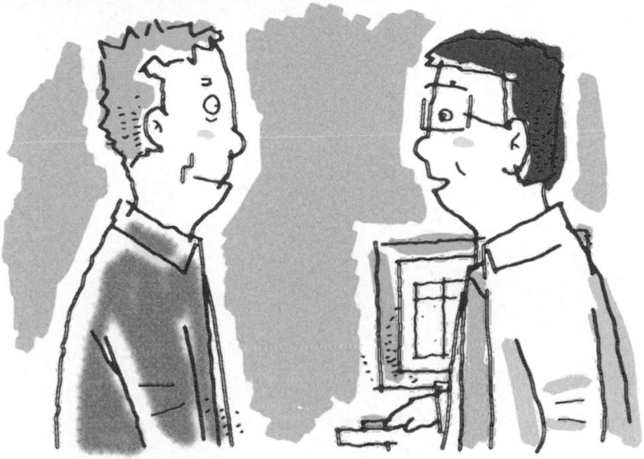

▲ 藥物治療必須經醫師指示，才能確保療效及安全

細胞毒性藥物，是反覆發作型腎炎的好選擇

除了類固醇之外，腎臟病治療的另一個重要幫手就是「細胞毒性藥物」。以往細胞毒性藥物一直被用來治療癌症，但其中有少數細胞毒性藥物的毒性很低，而且抑制免疫系統不正常亢進的效果比類固醇更好，加上不會造成月亮臉、肌肉病變、皮膚變薄等缺點，以及近來研究發現，細胞毒性藥物比類固醇更能有效預防腎炎復發，因此成為類固醇治療腎炎失敗後的第二線藥物。

當然細胞毒性藥物也不是完美無缺的，由於它具有細胞毒性，因此醫生們最害怕的就是引起癌症風險。不過經過幾十年的追蹤，發現在適量使用下，並未發現患者有較高的癌症發生率。

此外，臨床最常見的副作用就是增加掉髮，但是療程結束後，患者的頭髮會再長出來，甚至比以前更黑、更亮。另一個較罕見的問題是引起白血球稀少症，不過只要停止服用細胞毒性藥物，白血球自然會回升到正常範圍，所以對於類固醇治療失敗、反覆發作的腎炎患者來說，細胞毒性藥物仍不失為很好的選擇。

利尿劑不可以亂吃，經醫師指示才能安心服用

利尿劑是應用廣泛的藥物，心臟科用它來降血壓、治療心臟衰竭，腎臟科用它來消水腫或幫助結石、毒物的排泄，對很多人來說是救命仙丹。不過，近幾年有研究指出，長期使用利尿劑可能引起很多併發症，包括心律不整導致狹心症、痛風、糖尿病、膽固醇過高……等等，讓很多病人聞利尿劑色變，寧願冒著血壓增高、心臟衰竭等生命危險也不願服用利尿劑，把利尿劑當成萬惡魁首。

利尿劑真的這麼可怕嗎？讓我們先了解有關併發症報告的可信度。首先是狹心症，目前最大規模的研究——涵蓋一七〇〇〇名患者的臨床追蹤結果顯示，使用利尿劑與不使用的患者相比，狹心症發作的機會以及發作死亡率並沒有提高。

此外，許多嚴謹和使用對照組的實驗也都得到同樣結果。此外，雖然利尿劑的確會引起尿酸增高，但深入追蹤後又發現，使用利尿劑的患者出現痛風的機率並沒有高於一般人；而使用利尿劑在第一年時血中的膽固醇雖會升高，但繼續使用後，膽固醇就會回復正常甚至更低。還有一篇追蹤長達十年的

不擅自服藥、停藥、減藥

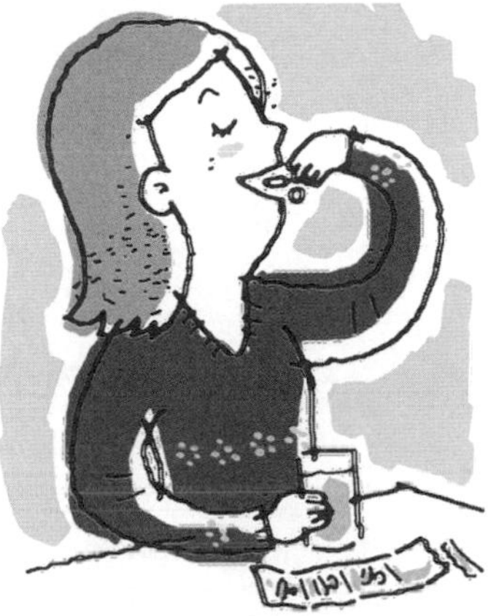

▲ 不亂服藥物很重要，若同時治療其他疾病，請務必告知醫生

研究指出，使用十年利尿劑並未造成比較多的糖尿病。總結來說，民眾實在不需要看到一兩分外電報導就成了驚弓之鳥。

當然，有些情況的確不適合使用利尿劑，例如孕婦的水腫。不論是正常孕程還是子癇症，使用利尿劑都會有很多副作用，而有些肺部或心臟疾病，即使四肢水腫也不適合用利尿劑治療。此外，利尿劑本身雖然沒有腎毒性，但容易造成電解質失去平衡，擅自亂吃就可能造成血鉀長期偏低而導致腎臟功能不全，或是有腹瀉等原因造成脫水狀況時，服用利尿劑便可能產生加成效果，造成急性腎衰竭。

水能載舟亦能覆舟，每種藥物都一樣，只要使用得當就是救命仙丹，濫用就是致命毒藥，所以千萬不可因為水腫就擅自亂吃，應在有經驗的醫師指示下服用。

逆轉「腎」第5步 穩定病情並預防復發

鹽、蛋白質、熱量和水，穩定腎病關鍵飲食

腎臟一旦出問題，當務之急就是讓病情穩定下來，這時依據腎絲球過濾率，也就是「腎病分期」調整飲食內容，可以減輕腎臟負擔，防止病況惡化。

以第一、二期患者來說，由於腎臟的儲備適應能力還不錯，飲食與生活作息的注意事項和一般健康概念類似，只要不過量即可。例如還是可以吃鹽，但一天不要超過七公克，蛋白質則須依體重調整。建議每天每公斤體重攝取約〇・八公克，所以七十公斤的人一天大約可以吃五十六公克。此外，應選擇優質蛋白質，例如魚、肉、蛋、豆腐、大豆等。有些食物雖含有蛋白質但卻常被忽略（例如：米），一不小心可能就導致蛋白質攝取太多，因此務必多留意食物所含營養素，必要時不妨請教營養師。

值得注意的是，從病情進入第三期開始，飲食的限制也會逐漸增多，包括要進行低蛋白飲食、補充必需胺基酸以及造血營養素（鐵、葉酸、維生素B_{12}），第四期開始，更必須限制鈉和鉀的攝取，一旦進入第五期，則連磷和水都要嚴格限制。然而此時身體又非常需要熱量，如果因為忌口導致熱量攝取

腎臟病患者飲食要注意 4 大重點

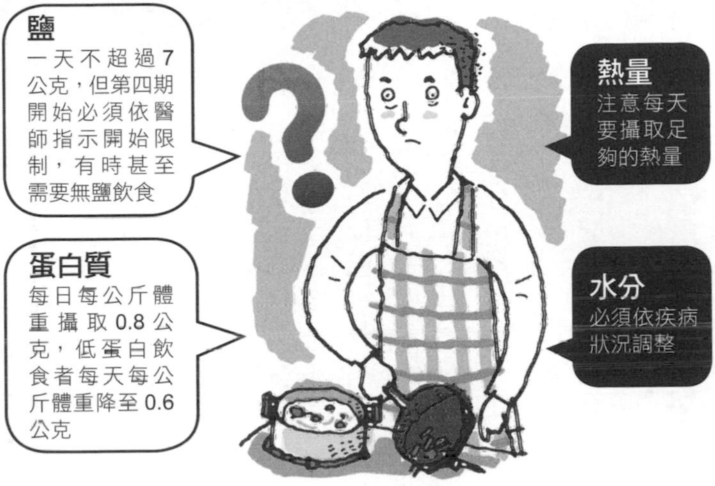
鹽
一天不超過 7 公克，但第四期開始必須依醫師指示開始限制，有時甚至需要無鹽飲食
蛋白質
每日每公斤體重攝取 0.8 公克，低蛋白飲食者每天每公斤體重降至 0.6 公克
熱量
注意每天要攝取足夠的熱量
水分
必須依疾病狀況調整

不足，很容易引起營養不良等併發症，所以每天一定要攝取足夠的熱量才行。

定時吃藥、按時回診，防止病情惡化

持續進行藥物療法一段時間後，水腫、排尿異常等症狀應該就會獲得改善，但即使症狀不再出現，也不代表腎臟已恢復健康。尤其是症狀輕微的慢性腎臟病，此時若擅自停藥甚至不再回診，等症狀再度出現反而更加危險。

至於急性腎臟病，大都只要接受適當治療，一段時間後就會痊癒。不過就算已經治癒也不能輕忽，除了必須時刻保護腎臟外，更必須定期安排腎功能檢查，以防止復發或轉變成慢性腎臟病。

逆轉「腎」第6步 掌握「4不1沒有」、「3控3避」生活原則

不可亂信偏方，即使它看起來很健康

一名腎功能原本就有問題的四十六歲男子，長期都有定期回診檢查，有次回診突然發現病情惡化，腎臟幾乎喪失功能，必須靠洗腎才能維持腎功能，追查原因後發現，原來是熱心親友介紹他飲用牧草汁，想透過生機飲食排出體內毒素，減輕腎臟負荷並達到治療效果。結果他一天喝三杯，沒想到才喝了一周就出現尿毒症狀！

這是一則真實的國內病例，我想，很多讀者一定會納悶：「牧草汁應該很健康啊！為什麼喝了竟然得洗腎？」的確，對大部分的人來說，生機飲食是不錯的選擇，但腎臟功能不佳的人一定須忌口，不可以隨便飲用。以牧草汁為例，牧草含有豐富的草酸，平常人喝了不會有問題，但對腎臟功能不好的人來說，草酸有如毒藥，會嚴重傷害腎臟組織。

其實不只含有草酸的牧草汁、小麥汁，還有楊桃、柑橘、番茄、柳丁、香蕉及奇異果等含豐富鉀離子食物，腎功能不好的人也要盡量少吃。

假如腎臟病已進入第四期，更是必須

「4不1沒有」和「3控3避」口訣

- **不**抽菸、嚼檳榔、喝酒
- **不**用偏方、草藥或任何護腎、護肝、壯陽……等產品
- **不**用非醫師處方之止痛藥、抗生素或減肥藥
- **不**憋尿並適量喝水
- **沒有**鮪魚肚（也就是保持理想體重）

- **控**制血壓
- **控**制血糖
- **控**制蛋白尿
- **避**免過度疲累
- **避**免感冒
- **避**免接受會傷害腎臟的檢查

忌口。也就是說，腎臟病患者需依自身病情狀況需求，逐一了解哪些為鉀、鈉、磷含量豐富的食物，當然有腎毒性的中草藥（見第一二七頁），更是碰都不能碰。

所謂的「4不1沒有」和「3控3避」生活原則是……

因為同樣的病例實在太多，所以對腎臟病患者，醫師常會以「四不一沒有」及「三控三避」兩大口訣（見上圖），提醒病患日常生活中必須注意的細節。只要能做到上圖所列的建議，再搭配良好的醫病配合，相信一定能有效控制病況，得到最佳的治療結果。

不得不防的併發症① 腎性貧血

生病的腎臟無法合成足夠紅血球生成素

腎臟不只是製造尿液、排泄廢物的器官，還有調節體內鈉、鉀、鈣、磷等電解質，以及製造可調節血壓的腎素和啟動骨髓造血的紅血球生成素等多種功能，腎臟病患者若不遵照醫師指示耐心治療、追蹤，就容易出現其他併發症，其中最常見的併發症之一，就是「腎性貧血」。

根據行政院國民健康署資料顯示，超過五成以上的第四期慢性腎臟病患者會有腎性貧血問題，剛開始接受透析治療的患者更高達八、九成，因此在慢性腎臟病治療中，貧血的預防相當重要。

生病的腎臟無法合成足夠紅血球生成素（erythropoietin, EPO），是引發腎性貧血的主要原因。此外，溶血以及尿毒素造成紅血球壽命減短、潛隱性出血、鋁或鉛中毒、骨髓纖維化等因素，也可能引起貧血。所以有貧血狀況時，不能只想到紅血球生成素，應該先確實診斷貧血原因，才能對症下藥。

腎病第3期患者要補充造血營養素：鐵、葉酸、維生素B_{12}

腎病進入第 3 期，就要開始補充造血營養素

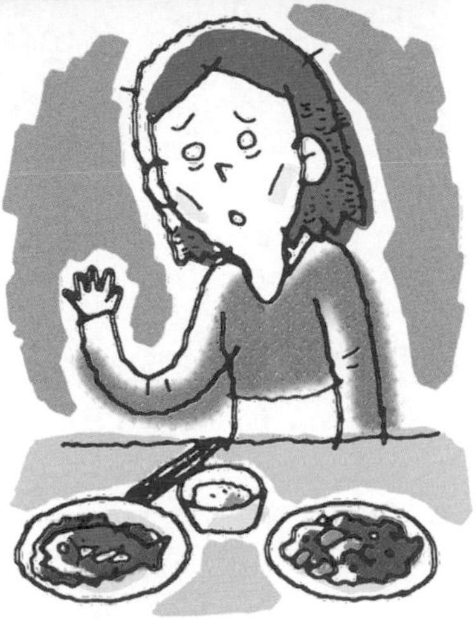

▲ 養分需要紅血球運送到全身，一旦併發腎性貧血，就很容易因營養不良使病情惡化，甚至有死亡的危險

當肌酸酐（Cr）大於二・五時，紅血球的製造會減少，這時患者會感到虛弱無力、頭昏眼花、腰痠背痛、食慾不振、氣喘如牛、無精打采等等，嚴重影響生活品質，且隨著病情惡化，貧血的狀況也會越來越嚴重。

可別小看貧血，我們人體的養分需要紅血球運送到全身，一旦紅血球不足，全身細胞就無法獲取所需的養分，這也是為什麼「營養不良」一直是促使尿毒症罹病率和死亡率增加的原因。

此外，隨著腎功能下降，病程進入第三期後，建議開始補充造血營養素：鐵、葉酸、維生素 B_{12}，尤其是糖尿病腎病變的患者比一般慢性腎臟病患者更早且更常發生貧血，因此一定要特別注意。其檢查的項目除了一般血液常規之外，還應該包括網狀紅血球數量、體內鐵質的含量及糞便的潛血反應。

不得不防的併發症②　腎性高血壓

腎臟生病了，血壓也會跟著升高

我們知道高血壓會傷害腎臟，但你知道腎臟不好也會使血壓升高嗎？那是因為腎臟是調節體液以及分泌腎素等荷爾蒙的重要器官，腎臟生病時，鹽分（鈉）跟水分排不出去，身體就會設法提高血壓，以排除多餘鹽分跟水分。

此外，腎臟出了毛病，腎素等荷爾蒙的分泌也會跟著失調，造成血管不適當的收縮以及體液堆積而導致高血壓。

臨床上，我們將這種由腎臟病引起的高血壓稱為「腎性高血壓」，並依腎病變位置分成「腎實質性高血壓」與「腎血管性高血壓」。

所謂腎實質性高血壓就是由各種腎實質疾病引起的高血壓，占全部高血壓的五％至一〇％，其發病率僅次於原發性高血壓（又稱本態性高血壓），在繼發性高血壓中居首位，且較原發性高血壓更易進展成惡性高血壓且預後更差，因此預防和積極治療原發腎臟病非常重要，一旦併發腎實質性高血壓，病情控制將更為困難。

養成定時量血壓的習慣

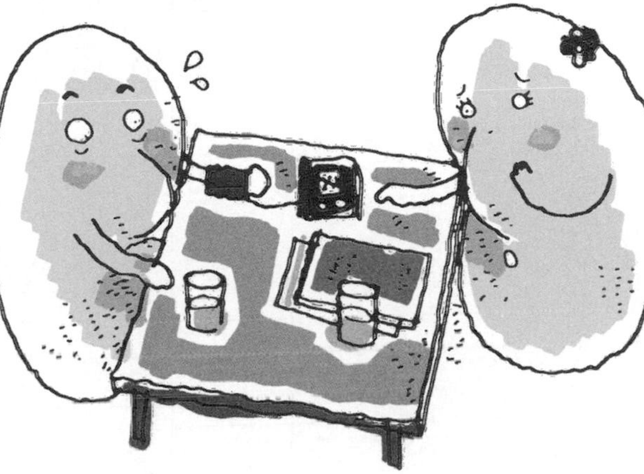

▲ 腎臟病也會併發高血壓，所以最好每天量血壓，才能保障腎臟健康！

腎血管性高血壓難控制，但可以治癒

腎血管性高血壓則是因腎臟血管狹窄所引起，雖然相較於原發性高血壓較難用藥物控制，但只要經過手術治療或使用氣球導管，就可恢復正常或改善，是一種可以治癒的高血壓，因此正確診斷非常重要。

診斷腎血管性高血壓最準確的方法，是使用單一劑量的血管張力素轉換酶抑製劑後，測量兩側腎臟過濾分率變化的比例。這項檢查不會使病人痛苦也沒有風險性，而且靈敏度及準確度很高，可說是目前最好的檢查。可惜目前國內的診斷率偏低，推估可能是一般診所無法提供相關檢驗，而資歷較淺的住院醫師因經驗不足較難正確診斷所致。

不過由於腎血管性高血壓常發生在年輕人或老年人身上，所以假如還不到三十歲就有高血壓，或是六十歲以後才突然有高血壓，就應考慮腎血管性高血壓的可能，建議前往大型醫療院所做進一步的詳細檢查。

腎病患者血壓不可超過130／80 mmHg

腎性高血壓雖然是由腎臟病所引起，但高血壓又會加速腎臟病的惡化，最後便形成永無休止的惡性循環。

要特別注意的是，大多數腎臟病不需等到腎功能嚴重受損時才發生高血壓，而在早期就會併發有不同比率的高血壓，所以腎性高血壓的預防，可說是所有腎病患者必修的功課。除了務必配合醫師指示積極治療，避免腎病惡化，同時還應該每天測量血壓，將血壓控制在一三〇／八〇 mmHg 以下。如果腎功能不佳且有明顯蛋白尿（每天蛋白尿超過一克）時，更應控制在一二七／七五 mmHg 以下，萬一出現血壓異常升高，就必須立刻到醫院檢查，才能保障腎臟健康。

不得不防的併發症③ 腎性骨病變（腎骨失養症）

腎功能減退初期就出現，但症狀不明顯

慢性腎臟病患者因為腎臟調節電解質的功能下降，容易引發鈣、磷不平衡（磷增加、鈣減少）及續發性副甲狀腺素升高，同時腎臟分泌活性維生素D也會減少，進而造成骨骼病變，也就是一般統稱的「腎性骨病變」或「腎骨失養症」。

和腎性高血壓一樣，腎性骨病變在腎臟功能減退的早期就可能出現，只不過初期的表現症狀並不明顯，而一旦到達尿毒階段，就會突然變本加厲，不只造成肌肉無力、骨骼痠痛、皮膚劇癢等症狀，還會導致骨骼變形、疏鬆、骨折以及血管及組織異常鈣化等問題，影響心臟功能。

少吃高磷食物，避免血中鈣、磷不平衡

腎性骨病變與體內鈣、磷等電解質，以及副甲狀腺素、維生素D含量有關，因此在預防上，除了積極治療避免腎病惡化，透過飲食控制血液中的鈣、磷、維生素D濃度也有幫助，同時定期檢查血清鈣、磷含量（鈣正常值八・七至一〇mg／dl、磷正常值二・

五至四・五mg／dl）以及副甲狀腺的功能。

特別要提醒的是維生素D，因為腎臟生病後無法合成足量的活性維生素D，許多患者就會自行購買市面上的維生素D服用，以補不足。

不過這是沒有用的，因為身體需要的是特別形式的活性維生素D；況且維生素D是否要另外補充尚有爭議。有研究發現，補充維生素D稍有過量可能會使腎功能加速惡化，所以即使近幾年已有注射型的維生素D引進台灣，但目前醫界大多不贊成患者在未洗腎之前給予，建議腎臟病友們千萬不要自己服用，是否需要補充活性維生素D治療，還是交給醫師決定。

除了高磷食物，更要注意「高磷吸收率」的食物！

許多患者明明對高磷食物都有確實地忌口，但每次檢驗的血磷濃度卻還是居高不下，怎麼會這樣呢?答案就在「磷的吸收率」！

今年我所受邀參加的美國腎臟科醫學會中，有多項研究發現，以往大家所注意的堅果、肉類等高磷食物，磷的含量雖高，但磷的吸收率卻只有三〇%至五〇%，反倒是食品添加物中的磷，乍看之下磷含量雖沒有堅果、肉類這麼高，但吸收率卻是一〇〇%。所以對腎病患者來說，除了高磷食物，更要注意「高磷吸收率」的食物，也就是含食品添加物的各類「加工食品」（見左頁表），都應該忌口少吃才行。

含磷食物放大鏡

一般人比較熟悉含鈣食物，對含磷食物比較陌生，事實上，含磷食物很多，其中又以肉、魚、蛋、奶製品、豆類與穀類等食物以及大多數的加工食品最豐富。由於腎性骨病變的預防與治療，必須嚴格控制血中磷、鈣濃度，所以日常生活中應避免高磷食物來減少磷質攝取量。

	商量選用	建議少吃	避免食用
主食類	白飯、饅頭、白吐司	麥片、薏仁、紅豆、綠豆、蓮子	糙米，胚芽米，即食燕麥粥
肉，魚類	新鮮肉、魚、豬血、鴨血	文蛤、牡蠣、草蝦	花枝，紅蟳
豆類	豆花、豆腐（皮）、豆漿	凍豆腐	黑豆、素火腿、素雞
蛋類	蛋白	全蛋	蛋黃
乳製品	腎病專用配方	優酪乳	乳酪、養樂多、奶精、奶油球、培根、羊乳片
健康食品	-	-	卵磷脂
加工調理品	-	肉鬆、魚鬆	虱目魚丸、香腸、燕餃、貢丸
零食／堅果類	-	-	花生、瓜子、菱角、健素糖、蠶豆、腰果、乳酸球
飲料	-	-	可樂、沙士、汽水、茶葉、咖啡
調味料	-	-	沙茶醬、芝麻醬、蠔油

注意！食品添加物所含的磷

下列食品添加物都高磷，請腎友們特別注意

食品添加物名稱	常見食品
益麵劑	將水分與油脂結合，使水分與油脂以穩定方式存於產品中，常用於麵包、饅頭、麵條
化製澱粉	使天然澱粉在正常處理或貯存過程中，可以耐高溫，而且冷卻後也不會變硬，以維持口感，常用於麵包、饅頭、麵條等各類麵粉製品
結著劑	將碎肉、絞肉黏合在一起，製成魚丸、肉丸、魚餃等食品
保水劑	功能類似結著劑
抗結塊劑	防止顆粒或粉狀食品聚集結塊、保持其鬆散，常用於各類顆粒、粉末狀食品中，如濃湯粉
蓬鬆劑	可幫助產品蓬鬆軟化、增加口感，常用於油條、麵包、糕點等製品

入冬後、手術前，更要做好準備

只要冬天一到，腎病患者就問題百出

腎病患者要防止病情惡化，除了遵守喝水、防毒、控制三高的基本護腎法則，並且配合調整飲食與生活習慣外，臨床上還發現，只要冬天一到，很多原來狀況不錯的病人一下子變得毛病百出，所以在此叮嚀腎臟病友們，務必多留意以下狀況：

叮嚀1 一般患者要小心血壓飆高

許多原本血壓偏高的患者，只要入冬或天氣變涼，血壓就會失去控制，其原因包含天冷運動不方便、陽光減少維生素D合成不足等等。血壓升高會使腎功能加速惡化，尤其是腎功能不全病人，更容易因血壓升高而導致腦中風，所以腎臟病患者在冬季一定要更留意血壓問題，必要的話，可與醫師討論調整降血壓藥的劑量。

叮嚀2 洗腎患者要仔細計算脫水量

許多洗腎患者在冬季很容易出現洗腎後低血壓，其關鍵就在洗腎時所計算的「脫水總量」。一般洗腎所計算的脫水總量，是由洗腎前所秤的體重減去理想體重而得，然而冬天的衣服較為厚重，與春夏相比，重量可能相差一至二公斤之多，很多人沒注意，以

腎病患者在入冬後和開刀前，有許多事項需多注意

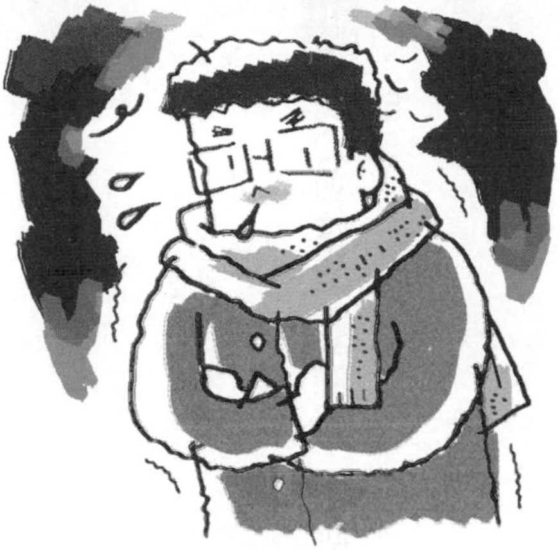

▲ 洗腎患者在冬季洗腎時，最好將衣物脫掉，避免計算脫水總量時產生誤差

為是冬天變胖了，計算脫水總量時產生誤差，多設定一至二公斤，結果造成血壓偏低，嚴重時甚至會抽筋、昏迷。因此提醒洗腎患者，冬季洗腎最好將衣物脫掉，否則至少要估計衣服的重量，才能計算出較準確的脫水量。

叮嚀3 尿毒患者要注意肌膚保養

秋冬天氣轉涼會使人皮膚變乾燥，對本來就深受乾皮癢困擾的尿毒症患者來說，勢必雪上加霜。建議尿毒症患者在冬天一定要做好肌膚保養，基本原則包括：沐浴時不要用太熱的水、沐浴後塗抹保濕乳液或保濕性強的油性保養品（如綿羊油）；此外，還要注意沐浴皂的酸鹼度，以中性或偏酸性為宜。

做好充足準備，降低腎病患者開刀風險

對腎病患者來說，開刀確實有其風險，像是腎功能衰退、傷口不易止血、癒合緩慢、麻醉藥引發鉀離子過高等問題。事實上，尿毒症病人並不乏接受心臟或腦部等大手術而全身而退的例子，所以若遇到非開刀不可的情況，只要偕同腎臟醫師、外科醫師和麻醉醫師做好充足準備，其實不用過度擔心。

準備1 開刀前持續靜脈注射，預防體液缺失

大家都知道開刀前需要禁食，但是禁食可能長達十二小時，會造成體液缺乏、腎臟功能衰退，尤其是腎功能不全的老人家，更容易因此造成急性腎衰竭。另外，處在體液缺乏的狀態下，腎臟在手術進行中也容易受到低血壓的傷害。為了避免這種情況，腎病患者在開刀前最好能提早住院，在禁食過程中以持續靜脈注射的方式，預防體液缺失。

準備2 腎功能不全患者，應先矯正血鉀過高和酸中毒症狀

腎功能不全患者容易有血鉀過高或酸中毒等問題，這兩種狀況都會導致手術時心律不整，並抑制心臟搏動能力，增加手術的風險。所以手術前，腎功能不全患者應先進行藥物或透析治療，將血鉀過高或酸中毒問題矯正到一定程度後，才能進行手術。

準備3 注射紅血球造血素，矯正貧血症狀

手術過程難免會有失血狀況，對容易貧血的腎病患者來說是一大考驗，建議術前可以先注射紅血球造血素來矯正貧血，甚至可以提早進行手術前自體儲血，既可改善貧血問題，又可避免輸血感染肝炎甚至愛滋病，可說是一舉兩得。

台灣人最常見的5大腎病① ● 糖尿病腎病變

不到5年，就可能從腎功能輕度不足演變成尿毒症

隨著台灣人口結構老化以及罹患糖尿病的人數持續增加，糖尿病腎病變近年已成為尿毒症的首要原因，洗腎患者中，約有三九%的比例是糖尿病腎病變所引起。

糟糕的是，糖尿病腎病變無法根治，一旦出現明顯蛋白尿後，即使控制血糖也無法改善腎功能，只能以支持性療法延緩惡化速度。臨床上觀察，糖尿病腎病變患者的預後也不理想，絕大多數患者從腎功能輕度不足發展成尿毒症的時間還不到五年，所以事先預防和及早發現非常重要。

有腎病家族史的糖尿病患者，每半年就要追蹤一次腎功能

如何早期發現腎功能異常並及早阻止衰退，除了要定期進行腎功能檢查外，也有賴醫師的警覺及糖尿病人對自己疾病的認識。因為糖尿病併發腎病變前，腎臟細胞會先膨脹、分裂而變得比正常大，所以肌酸酐清除率反而顯得很好，如果醫師與患者的警覺性不夠，反而會被表現良好的肌酸酐清除率給欺騙了。此外，有腎病家族史的患者要特別

注意，臨床發現，大約有一半的糖尿病患者，終其一生腎臟功能都不會衰退，一如蔣故總統經國先生，雖然糖尿病已經嚴重到雙目失明，依然沒有併發腎病變，這類患者大都沒有腎病家族史；相反的，有腎病家族史的糖尿病患者，則很早就會併發腎病變，因此建議有家族史的糖尿病患者，每半年就該檢查一次腎功能，而沒有家族史的患者也應該每年檢查一次。檢查時除了先前第七章所提到的各項檢查項目，同時還應增加「顯微蛋白尿檢查」，只要發現顯微蛋白尿，就要立刻至腎臟科進行治療。

糖尿病腎病變患者的低蛋白飲食，應以魚肉為主

糖尿病腎病變和其他腎臟病一樣，必須控制血壓、血脂，並避免環境毒素傷害腎臟。在治療方面，根據目前研究證明有效的治療方法只有三種，分別是：腎臟減壓療法（又稱腎絲球減壓療法）、低蛋白飲食治療以及適當的吃魚。

值得注意的是，一般低蛋白飲食建議選擇優質蛋白質，也就是動物性蛋白質，因為動物性蛋白質所含必需胺基酸較高，所以人體的利用率較高。不過已有許多研究證實，魚肉的蛋白質對糖尿病有很好的保護效果，像是台北市立陽明醫院新陳代謝科臨床發現，糖尿病患者改成以魚肉為主要肉類，半年後血糖控制比一般動物性蛋白質的患者更好。此外，國外研究也指出，第一型糖尿病患者攝取魚蛋白質，可以降低顯微蛋白尿的機率[1]，同時還可降低腎臟癌[2]的發生。所以我認為蛋白質不可一視同仁，腎病患者進行低蛋白飲食，應以魚肉蛋白質為主。

糖尿病腎病變的預防與因應對策

哪些人要特別注意？
糖尿病患者、尿液檢查發現有顯微蛋白尿的人
因應對策
‧ 從糖尿病確診開始，就應同步追蹤腎功能，特別是有腎病家族史的人 ‧ 一旦檢查發現有顯微蛋白尿，請立刻就醫確定腎臟狀況
萬一罹患了糖尿病腎病變，你應該……
必須非常早期發現才可能逆轉「腎」，否則只能以支持性療法延緩惡化速度，目前研究證明有效的治療方法有： ‧ 腎臟減壓療法 ‧ 低蛋白飲食 ‧ 適當的吃魚

血糖控制不良，且未能保持警覺的話

是否需要進行低蛋白飲食，請務必與腎臟科醫師商量再決定

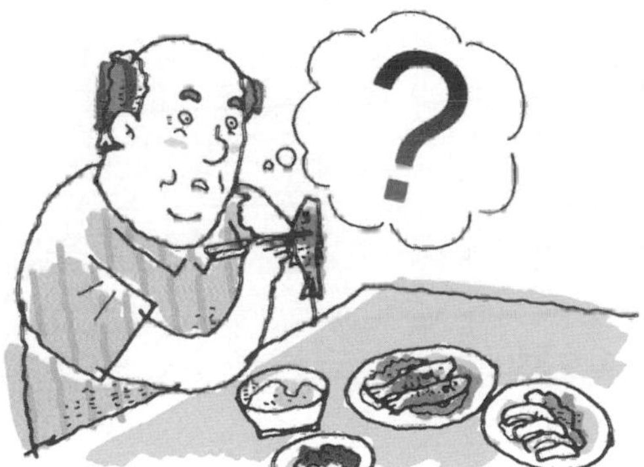

▲ 低蛋白飲食是有風險的，假如造成營養不足，反而會併發敗血症等嚴重問題，所以絕對不可自己任意進行。此外，進行低蛋白飲食時，攝取量過低與過高一樣容易發生危險，臨床發現，極低蛋白飲食（蛋白質攝取量每天每公斤體重 0.6 公克以下）所造成的死亡率極高，因此我個人非常反對極低蛋白飲食。

1 糖尿病照顧雜誌 2001年5月24(5)：805-10
2 JAMA 2008. Sept. 20

腎絲球腎炎類型繁多，應先確診才能對症治療

在過去，腎絲球腎炎一直是台灣尿毒症患者首要病因，近年來隨著糖尿病患者增加而退居第二，但占比仍高達三五%[3]。

所謂腎絲球腎炎，是引發自體免疫反應，使腎絲球出現發炎或增生，是十幾種腎絲球疾病的總稱，常見如 IgA 腎病變、膜性腎病變、感染後腎絲球腎炎、局部腎絲球硬化症、新月型腎絲球腎炎……等等。

由於腎絲球腎炎的情況各不相同，有些可經治療後痊癒，有些卻會使腎功能逐漸衰退，甚至一周內從正常人變成必須洗腎的尿毒症病人，加上不同腎炎的治療方法迥異，所以先弄清楚是哪一種腎炎非常重要。

由於腎絲球腎炎的種類無法從臨床經驗判斷，必須做腎臟病理切片才能確診，許多人一聽到切片檢驗，常誤以為是複雜、疼痛的手術而不願接受。其實腎臟切片只是用較粗的針，以「打針抽血」的方式抽取腎臟組織（所以又稱腎臟穿刺），抽取過程只有十幾秒，抽取後加壓、平躺休息一段時間後即可回家。

當然，侵入式檢查或多或少都有風險，雖然大部分腎臟切片檢驗不會影響腎臟功能

認識腎絲球疾病家族

腎絲球疾病可依其病理表徵、臨床表徵及致病原因來分類，
其中又以臨床表徵分類最容易理解，也最常為醫師所使用。
其臨床表徵共可分以下 5 大類：

腎絲球疾病

- **腎病症候群** ▶ 常出現大量的蛋白尿、膽固醇升高、水腫、腎功能異常等。如果沒有接受治療，可能進展成腎功能衰竭。生活與飲食方面要注意避免過度活動、勿攝取過多鹽分、蛋白質、油脂
- **急性腎炎症候群** ▶ 常出現血尿、水腫、尿量減少、輕微蛋白尿、高血壓及腎功能衰退。大部分會完全復原，只有極少數會造成慢性腎衰竭或尿毒症；最典型的就是鏈球菌感染後引發的腎絲球腎炎
- **快速進行性腎絲球腎炎** ▶ 腎功能會在數周至數月內惡化，甚至會惡化至尿毒症，尿液分析可見明顯血尿、蛋白尿等，因為病程發展快速，所以須盡快進行腎臟切片以判斷病情
- **無症狀性血尿或蛋白尿** ▶ 單純只有輕微血尿（大多是顯微鏡下才能發現）或蛋白尿，無高血壓、糖尿病等病史，腎功能也正常，可能的原因包括 A 型免疫球蛋白腎病變，或其他腎絲球腎炎處於輕微的階段，若追蹤結果發現蛋白尿增加、高血壓、水腫、腎功能惡化等情形，就應進行腎臟切片、積極治療
- **慢性腎絲球腎炎** ▶ 常出現不同程度的蛋白尿、血尿、貧血、氮血症等。許多腎病（如急性腎炎）穩定後，可能會發展成慢性腎絲球腎炎。慢性腎絲球腎炎的病程進展較為緩慢，但卻是目前造成尿毒症而須長期洗腎的第二病因

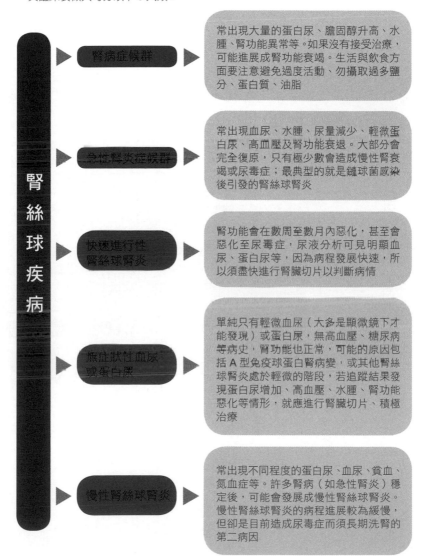

或產生其他後遺症，但還是可能有輕微局部出血、血尿、腰痛等症狀，而併發嚴重出血的機率大約只有一五〇〇分之一，算是相當安全的檢查。

配合醫師用藥，可降低復發率

無論是哪一種腎絲球腎炎，治療上都會使用類固醇，大部分會在一年內結束療程，不過有時用量驚人，一次可能吃到十五顆，請患者務必忍耐，一定要遵照醫師指示，不可隨意停藥，否則不僅會增加復發率，也可能引發併發症。此外，建議最好早上服用，比較不會有副作用。

如果真的不想服用類固醇，也可與醫師討論嘗試使用自費的免疫製劑。

免疫製劑價格昂貴且健保不給付，早年僅用於腎臟移植，但由於效果良好，近年也常用於腎病治療。要注意的是，大多數腎病即使治療後獲得改善，還是可能復發，若復發率太高也容易造成尿毒症，因此，一旦復發，便要考慮使用細胞毒性藥物，以降低復發率。

由於細胞毒性藥物容易造成白血球過低而引發敗血症，是一種兩害取其輕的治療方式，所以我在前幾章便提到，根本之計還是在降低復發機率。在此特別提醒腎病患者，即使腎病已經獲得改善或痊癒，仍然不可掉以輕心，除了生活中必須持續保護腎臟之外，也要定期安排腎功能檢查追蹤。

服用薑黃，可改善腎炎、增加腎絲球過濾率

過去我在撰寫《吃對保健食品》一書時，曾感到非常遺憾，因為多年來翻閱了數萬分研究，竟找不到可「逆轉腎」的保健成分，然而這兩年終於讓我找到了，那就是薑黃。研究發現，薑黃可保護腎臟細胞避免氧化傷害[4]，對腎臟缺血所引起的相關損傷也有顯著的改善[5、6]，是目前唯一經研究證實可以改善腎炎同時提高腎絲球過濾率的保健成分，甚至還可改善讓許多醫師都感到相當棘手的「紅斑性狼瘡腎炎」。一項人體對照雙盲的研究證實，紅斑性狼瘡腎炎患者在每日服用三次、每次五〇〇毫克的薑黃（含二十二・一毫克薑黃素）三個月後，患者的多項腎炎活性指標皆有明顯降低[7]，所以腎炎患者不妨善用薑黃來助「逆轉腎」一臂之力。

腎絲球腎炎的預防與因應對策

哪些人要特別注意？
・經常有感染、發炎的人（如肝炎、關節炎、鏈球菌感染……等） ・無糖尿病、高血壓，檢查卻發現有蛋白尿、血尿、腎功能異常的人
因應對策
・經常感染、發炎的人，應定期追蹤腎功能 ・檢查發現有蛋白尿、血尿、腎功能異常者，請立刻就醫
萬一罹患了腎絲球腎炎，你應該……
找出原因、確定腎絲球腎炎的種類，是治療腎絲球腎炎的不二法門，因此除了小孩的腎病症候群外，必須先做腎臟病理切片確診，再對症治療

▼

拖延切片檢查，一旦錯過黃金治療時機，反而可能得終身洗腎！

3 2011年台灣腎臟醫學會透析登錄資料
4 Hari H.P Cohly, Free Radical Biology and Medicine 1998
5 MOHAJERI D, VETERINARY CLINICAL PATHOLOGY 2012
6 AM Sefidan, Advances in Bioresearch, 2013
7 Parviz Khajehdehi, Journal of Renal Nutrition, 2012

飲用水及油漆中的鉛易引發IgA免疫球蛋白腎病變

IgA免疫球蛋白腎病變又稱A型（甲型）免疫球蛋白腎病變，其特徵為免疫球蛋白IgA沉積於腎膈細胞，造成腎膈細胞損害，是目前全世界、也是國人最常見的腎絲球疾病之一，它同時也是造成腎臟衰竭的主因之一[8]。

引起IgA免疫球蛋白腎病變的原因很多，一部分是原發性的，並沒有特別病因，可能是自體免疫系統異常所引起，一部分則是由其他疾病所造成，包括Henoch-Schonlein紫斑症（Henoch-Schonlein Purpura, HSP）、免疫風濕類疾病、腸胃疾病、肝臟疾病、皮膚疾病、惡性腫瘤以及感染類疾病等等，這類患者在治療時，必須同時治療引發IgA免疫球蛋白腎病變的疾病才行。

此外值得注意的是，IgA免疫球蛋白腎病變也與我們的生活環境有關。長庚大學毒物科林杰樑教授在《新英格蘭醫學》期刊上發表過一篇報告，證明暴露在鉛中將導致IgA免疫球蛋白腎病變，換句話說，罹患IgA免疫球蛋白腎病變的患者，務必注意檢測家中用水以及環境中的鉛含量，杜絕環境中無形的鉛害，才能避免病情繼續惡化。

IgA 免疫球蛋白腎病變的預防與因應對策

哪些人要特別注意？
有血尿，或尿液檢查發現尿潛血陽性反應的人
因應對策
一旦發現血尿，或尿液檢查發現尿潛血陽性反應，請立刻就醫
萬一罹患了 IgA 免疫球蛋白腎病變，你應該……
依據個別症狀、腎臟功能變化、蛋白尿量、年齡、病理切片結果等，給予綜合診斷，同時建議多吃魚油

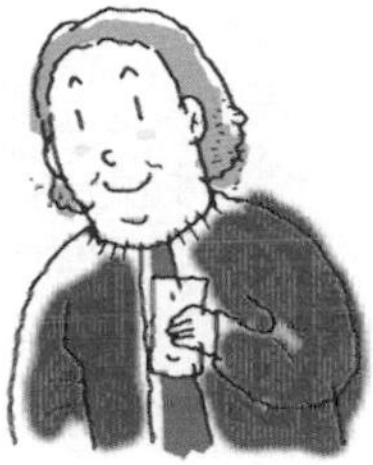

多補充魚油，有助治療 IgA 免疫球蛋白腎病變

臨床上，幾乎所有 IgA 免疫球蛋白腎病變患者都曾有「肉眼性血尿」或「尿潛血陽性反應」，所以發現血尿或尿液檢測發現尿潛血反應時，必須特別注意，但確診仍應進行腎臟病理切片檢驗。至於 IgA 免疫球蛋白腎病變的治療與生活注意事項，與一般腎絲球腎炎的應對原則接近，但建議可以多補充魚油。研究發現，IgA 免疫球蛋白腎病變患者服用魚油兩年後，腎功能與對照組比較明顯較佳[9]，由此可見魚油不只是保健，而是確實有治療效果。

8 Galla JH. IgA nephropathy. Kidney Int 1995;47:377-387
9 Donadio J et al. N Engl J Med 1994;331:1194-1199

台灣人最常見的5大腎病④ 腎結石

腎結石大多沒有症狀，留心尿液潛血反應

腎結石是一種腎小管間質病變，主要是尿液中的礦物質結晶沉積在腎臟所引起，臨床發現的結石成分多達三十幾種，其中最常見的就是草酸鈣。

引起腎結石的原因包含原發性（也就是不明原因）、次發性（其他疾病引起）及飲食習慣，患者大多沒有症狀，除非腎結石從腎臟掉落到輸尿管引起輸尿管尿液阻塞，可能就會出現腰痛、盜汗、痛到目眩、噁心、嘔吐等症狀，但也有些患者完全沒有疼痛，只有肉眼看不出來的血尿，所以顯微鏡檢查尿液離心後的沉渣如果發現紅血球數目過多，有時正是腎結石的早期徵兆。

要確定診斷，需要做Ｘ光檢查、超音波檢查、靜脈腎盂造影（ＩＶＰ）或電腦斷層掃描，才能確定結石的位置、大小和影響腎臟的嚴重程度。建議除了Ｘ光檢查外，同時也進行超音波檢查，因為超音波檢查可以看出有無腎積水（因尿液受阻而導致腎水腫），而且有些透Ｘ光的結石，Ｘ光檢查可能看不清楚，超音波就可清楚看見。

小的腎結石有時可從尿液自行排出，但即使結石排出、或是已經不痛了，還是得就

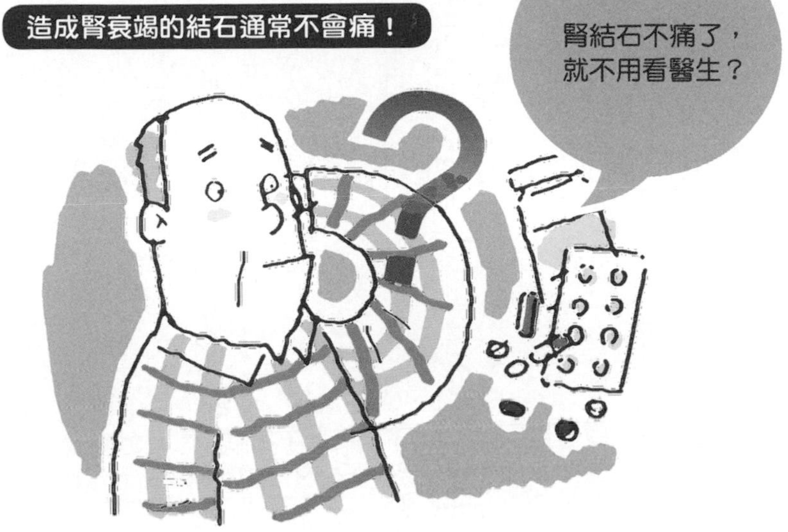
造成腎衰竭的結石通常不會痛！
腎結石不痛了，
就不用看醫生？

▲ 腎結石治癒率極高，切勿自行中斷治療或自行服用偏方，以免得不償失

醫檢查、治療。

因為沒有檢查，就無法得知腎臟還有沒有其他結石，據統計，不痛的石頭比會痛的結石多，事實上，造成腎衰竭的結石通常不會痛。門診中，就常有患者因結石阻塞導致腎臟完全損壞、最後演變成尿毒症的案例。

其實，腎結石是腎臟病中最容易預防與治療的，一旦發現有腎結石或可疑症狀，只要配合醫師好好治療就可痊癒，但是要提醒大家，有過結石的人，終其一生有九〇％的人會復發，所以有過結石一定要按照本書中的方法預防復發。

依結石種類與形成原因調整飲食，避免反覆發作

腎結石的治療並不難，首先可嘗試用藥

使輸尿管擴張，或是直接用碎石機將結石打碎、使結石排出，只有極少數因結石體積太大，才必須開刀取出。要特別注意的是，由於碎石機很方便，臨床常見許多患者每隔一段時間就來「打石頭」，這是非常不智的作法。因為碎石機打結石常有許多併發症，打破膽囊、大腸等狀況，也曾見過很多患者後來併發高血壓，所以一旦有過腎結石，就應依結石的種類與形成原因不同，來調整日常飲食方式。以最常見的草酸鈣結石為例，患者在飲食上應該要注意以下幾點：

❶多喝水

多喝水是預防腎結石復發最基本、最有效的方法。建議每日至少需飲用二〇〇〇毫升以上的水，同時每天尿量必須高於二〇〇〇毫升（約八次排尿）。

❷不要吃太鹹

少吃一點鹽或醬油等含鈉的調味料，可以減少尿液中鈣的排出量，有助於降低鈣結石的形成。

❸吃肉要適量

吃太多肉會增加尿液中鈣的排泄與降低尿液檸檬酸的含量，而增加腎結石機率。因此肉類的攝取要適量，建議一般人每天每公斤體重只需要〇・八至一・〇克蛋白質，也就是一天大約四至五兩肉。

❹多攝取檸檬酸高的食物

研究顯示，增加尿液中檸檬酸濃度，可以降低草酸鈣結石的形成，所以要預防腎結石復發，建議每日可以用一顆檸檬榨汁加二〇〇〇毫升水，做成檸檬水飲用。

❺避免使用維生素C補充劑

腎結石的預防與因應對策

哪些人要特別注意？
有腎絞痛（一陣陣痙攣性的腰背劇痛）症狀的人，血尿，或尿液檢查發現紅血球數目過多的人
因應對策
一有上述症狀，請立刻就醫
萬一罹患了腎結石，你應該……
・就醫檢查並取出結石：除非結石過大，大部分都可用藥、碎石機等方式取出結石 ・諮詢醫師並了解結石的種類與形成原因：腎結石很容易復發，經常使用碎石機會有許多併發症，因此取出結石後，應了解結石的種類與形成原因，並積極調整日常飲食

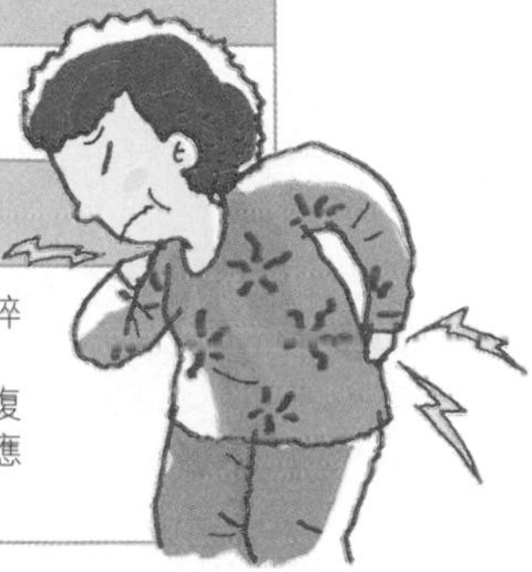

攝取過多的維生素C（每日超過一○○○毫克），可能增加尿液中草酸含量，提高結石形成機率，因此不建議患者額外服用高量的維生素C補充劑。

❻避免在一餐中攝取過多草酸含量高的食物

短時間內大量攝取菠菜、草莓、巧克力、小麥麩皮及核桃、杏仁等高草酸食物，可能會增加尿液草酸排泄，增加草酸鈣結石形成的機率。

❼不需要使用低鈣飲食

研究發現，低鈣飲食會使腸道中可與草酸結合的鈣質減少，讓游離草酸的吸收增加，反而可能促進草酸結石形成。因此除了因副甲狀腺亢進造成的腎結石外，鈣質腎結石患者的飲食仍應攝取足夠鈣質，不需特別避用含鈣食物。

尿酸也會傷害腎臟！
尿酸偏高或有痛風的人請注意

大部分人都知道尿酸與痛風的相關性，卻可能不知道尿酸也會傷害腎臟，引發慢性腎臟病，甚至演變成慢性腎衰竭而終生洗腎。到底尿酸如何傷害腎臟呢？一般可分成以下三種情況：

❶痛風性腎病變

血液中的尿酸大部分由腎臟排出，一旦尿酸過高，就容易在腎臟結晶、沉澱，導致腎皮質髓質交界及髓質發炎、鈣化，並傷害腎小管及腎小球。

❷結石

尿酸高容易造成尿酸鈣結石，使尿路不順甚至阻塞，進而孳生病菌，造成急性腎盂腎炎甚至急性腎衰竭。

❸高尿酸血症影響

高尿酸在形成結晶或結石前，就會直接傷害腎絲球與腎間質，造成腎功能下降。

高尿酸患者千萬別喝
含高果糖糖漿茶飲

提到尿酸，想信大家會立即聯想到普林

改善高尿酸腎臟病的飲食方法

高尿酸腎臟病患者要少吃 **5 大類高普林食物**	
① 發芽類食物	黃豆芽、綠豆芽、啤酒（成分為麥芽）、玄米
② 有殼的海鮮	牡蠣（蚵）、蝦子、螃蟹、蛤
③ 沒有鱗的魚	鯧魚、白帶魚、銀魚、河鰻、泥鰍、黃鱔、鱈魚（尤其是魚皮的含量特別高）
④ 酒精	啤酒、紅酒、白酒、高粱……等各類的酒
⑤ 內臟	肝、腎

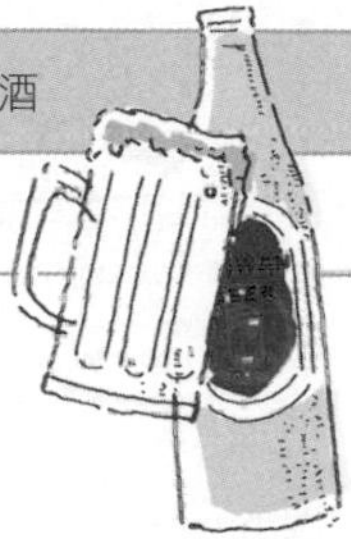

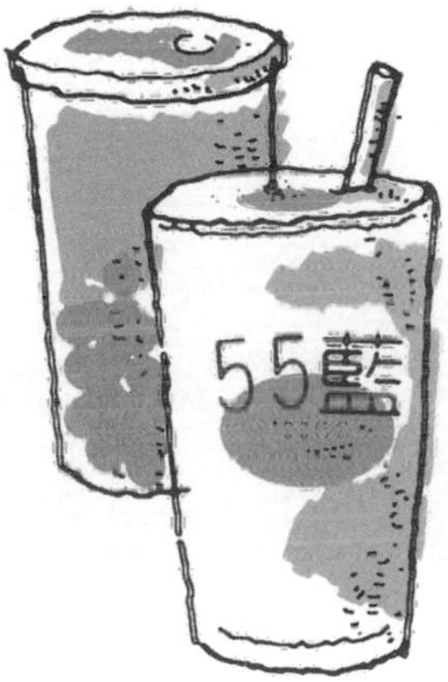

台灣街頭茶飲所使用的都是會使尿酸、血糖飆高的「高果糖糖漿」，能不碰就不碰

無法避免時，建議這樣點

選擇不酸、熱的飲料

可增加糖的強度，所以可以少加一些糖漿或糖

避開酸的、冰的飲料

為了口感，必須至少多加 $\frac{1}{5}$ 的糖漿或糖

高尿酸腎臟病的預防與因應對策

哪些人要特別注意？
痛風患者、尿酸偏高的人，檢查發現有蛋白尿、腎功能異常的人
因應對策
・從痛風確診開始，或是發現有尿酸偏高問題，就應同步追蹤腎功能 ・一旦檢查發現有蛋白尿、腎功能異常，請立刻就醫檢查
萬一罹患了高尿酸腎臟病，你應該……
・服用降尿酸藥物：人體中的普林大部分是身體自行合成，一旦確診為高尿酸腎臟病，就必須服藥控制 ・控制飲食：少吃 5 大類高普林食物，減輕腎臟負擔 ・不喝街頭茶飲的手搖杯飲料：高果糖糖漿會使尿酸、血糖飆高，一定要忌口

尿酸控制不良的話

（purine，又稱嘌呤），因為尿酸正是普林代謝的最終產物。人體中的普林大部分是身體自行合成，只有少部分來自食物攝取，因此一旦確診為高尿酸腎臟病，必須每天服用降尿酸藥物，同時搭配飲食控制，少吃五大類高普林食物，並盡量降低來自食物中的普林。另外，值得一提的是，普遍認為黃豆、軟絲、豬肚及豬腸的普林含量高，但經我實際測量後發現普林含量並不高，患者可以適量食用。

特別要注意的是，高果糖糖漿也是促使尿酸增高的殺手之一，能不碰最好不碰。近年來許多人年紀輕輕就有高尿酸問題，追根究柢大多與台灣街頭茶飲風行有關。此外，臨床發現，尿酸高的人常同時有肥胖與三高問題，而這些問題又會傷害腎臟，導致惡性循環，因此高尿酸的病人要更注意體重與三高控制才行。

名醫小講堂

學習與腎臟病和平共處

腎病患者應做好心理調適，無須過度沮喪

隨著腎功能的轉壞，病患所損失的不只是身體健康，還包括心理健康。因為腎功能逐漸衰竭，往往會伴隨體力減退、貧血惡化，而貧血惡化又更進一步造成體力減退，那種力不從心的感覺常是許多病友心中的痛。有些患者因為久病，覺得自己的身體狀況樣樣不如人，猶如風中殘燭、朝不保夕，飲食禁忌也越來越多，漸漸變得害怕出門，而整天待在家裡。再加上面對完全未知的未來——洗腎，使許多患者陷入嚴重沮喪中。

其實，就算已經罹患腎臟病，還是可以過有品質的生活，不必沮喪或戰戰兢兢。雖然腎臟只能承受小部分輕微損傷，且無法再生，一旦受傷就難以治癒，不過只要有一個腎臟能發揮七〇%的功能，就足以維持人體生命所需，因此第一、二期慢性腎臟病患者，雖然腎功能已經大不如前，但飲食與生活作息的注意事項幾乎和一般健康者無異。換句話說，只要避免其他疾病或環境的毒害，生活品質幾乎不受影響。

洗腎患者也可出國旅行

當然，隨著病程發展，腎臟病患者的飲食禁忌也會逐漸增多，一般餐飲業者為了吸引顧

客上門，烹調多採重口味，不僅腎病患者應盡量避免，即使一般健康的人也不宜常吃。前兩年台灣腎臟醫學會曾針對國內慢性腎臟病患進行「營養認知調查」，發現高達八成的患者「自認」做好飲食控制，但實際上卻有超過九成的患者飲食控制錯誤，反而加速進入洗腎時程，由此可見建立正確飲食概念的重要性。

由於腎臟病類型五花八門，所以飲食禁忌必須因人、因症制宜，相信只要熟讀本書所列的原則與注意事項，多與醫師討論，做好飲食控制絕非不可能的任務。事實上，就算是洗腎患者，還是可以有很好的生活復歸率（恢復正常生活的能力），只要妥善規劃，聚餐、出遊甚至出國都沒問題。像是國內的腎友會以及一些旅行社，常常主辦腎友出國團，病友們每天照常遊覽，只有每隔一天晚上當其他旅客去就寢時，得到當地的洗腎中心去洗腎。腹膜透析的患者就更方便了，只要出發前將行程表的住址交由旅行社安排聯繫，洗腎所需的藥水就會預先送到每一個計畫停留的旅館。

在良好的醫療品質下，腎病患者實在無須自暴自棄，只要懂得與腎臟病和平共處，還是可以走出自己的一片天空。

腎臟病患者外食注意事項

- 選擇適合的用餐場所：過油、過鹹等料理都不適合，假如餐廳能標示每道菜健康指示，如熱量、脂肪、膽固醇、普林……更好
- 熟記每分蛋、豆、魚、肉類及主食類的分量與熱量，以及磷、鉀、鈉含量高的食物：建議可以自製符合自己需求的小手冊，方便選用食物時隨時翻閱

○✕ 洗腎患者該注意什麼呢？

1 分鐘檢視你的「洗腎知識正確度」！

以下幾個問題當中，認為正確或符合敘述請打「○」，不正確或不符合敘述請打「✕」，或是依問題勾選出正確答案，每一題得 1 分，最後統計得分。

□ 1. 一旦洗腎就得終身洗腎，所以洗腎時間最好能拖就拖

□ 2. 是否需要洗腎，關鍵在於尿毒指數，只要尿毒指數控制好就不用洗腎

□ 3. 尿毒症患者要注意飲食控制，攝取足夠的熱量

□ 4. 尿毒症患者不能吃鹽，而且蛋白質吃越少越好

□ 5. 腹膜透析者必須酌量增加什麼攝取？①鈉 ②鉀 ③磷 ④以上皆是

□ 6. 進行低蛋白飲食時，蛋白質攝取每日每公斤也不要低於？① 0.5 公克 ② 0.6 公克 ③ 0.7 公克 ④沒有限制，越少越好

□ 7. 血液透析時，瘻管出現什麼狀況該特別注意？①瘻管出現紅腫 ②透析時會疼痛 ③靜脈壓過高 ④以上皆是

□ 8. 哪一種蛋白質最適合尿毒症患者？①魚 ②蛋 ③奶 ④以上皆是

□ 9. 哪一種礦物質，即使充足的洗腎時間也無法排除？①鈉 ②鉀 ③磷 ④以上皆是

□10. 哪些人不適合腹膜透析？①無法建立適當血管通路者 ②心臟功能不佳者 ③重度肺病 ④以上皆是

解答

1	✕	2	✕	3	○	4	✕	5	2
6	2	7	4	8	1	9	3	10	3

評分

● **總分超過 8 分（含）以上**

你對尿毒症的治療有一定了解，假如你是尿毒症患者，別灰心，只要配合醫師指示持續治療追蹤，相信就可以有效控制病情，達到最佳的治療效果。

● **總分在 4 ～ 7 分之間**

一般人的平均得分。如果你是尿毒症患者，錯誤的治療觀念將導致病程惡化，非常危險，請詳閱本書並經常諮詢醫師，建立正確的尿毒治療知識，以控制病情。

● **總分在 3 分（含）以下**

非常危險！你對尿毒症的了解非常不足，如果你是尿毒症患者，錯誤觀念可能導致無法挽回的缺憾，請盡速詳閱本書所有章節，並諮詢醫師建立正確知識，以免病情加速惡化。

洗腎人口激增，到底是怎麼一回事？

媒體、官員誤導，導致民眾錯誤迷思

許多以偏概全的新聞報導常搞得必須洗腎的患者人心惶惶，這類新聞包括健保開辦後洗腎人數遽增、洗腎醫師年撈一・四億等。由於健保開放前，台灣總洗腎人口不過才一四〇〇〇人左右，但健保開辦半年後，洗腎人數便增加到二〇〇〇〇人，最新統計人數更高達七〇〇〇〇多人，健保支出也上升逾四四一億元，有健保署官員便將這種現象，解釋成不肖醫療院所在作怪，導致許多人質疑，是否有醫療院所造假或「製造」非必要的洗腎情形？很多腎病患者也忍不住懷疑，自己是不是還不須洗腎卻被騙要洗腎？

台灣腎病患者太早洗腎了嗎？不！事實上剛好相反。根據美國腎臟病資料系統的統計，台灣病人洗腎的時間比美國人要晚半年至一年。要知道，洗腎是一種替代療法，目的是代替無法正常工作的腎臟，恢復病人的正常生理機能。

我國健保規定，沒有糖尿病等其他合併症的腎病患者（學理上稱絕對適應症），肌酸酐（Cr）必須大於一〇mg／dl或腎絲球廓清率（eGFR）小於一〇ml／min時才能洗腎，這些患者即使每周洗腎三次，也只能使肌酸酐維持在七至十五之間，而一般健康的人肌酸酐約在一・三mg／dl以下，換句話說，洗腎所能替代的腎功能只有正常人的十分之一，對患者來說根本不夠用。

要知道，身體一旦泡在尿毒素中，沒有人可以不受影響的。舉例來說，腎功能不全的女性肌酸酐二•五mg／dl以上就很難受孕，肌酸酐超過三•〇mg／dl就會對智力造成影響，因此在洗腎的先進國家（如：美國），早就接受所謂的早期洗腎，也就是當病患腎功能不及正常人兩成時，就可採用洗腎方式彌補患者不足，讓腎不全的病患能有較正常的機能與生活能力。

那麼為什麼健保開辦後洗腎人數會暴增？原因很簡單，早年日本的洗腎人口曾遠高於台灣，因為日本擁有良好醫療福利，而當台灣開辦健保後，醫療資源急起直追，洗腎人口當然也就因此急速攀升。

腎病防治概念不足，影響患者接受治療

至於洗腎好賺這種說法更是無稽之談，事實上，目前全台灣洗腎中心有四八%每月都在虧錢。以洗腎室每十五床需有一名醫師來說，規模大的洗腎中心可能有二、三名醫師，每一床一天大約可提供三人洗腎，一天可排一三五人，一年下來申請的費用當然相當可觀，但其實這些費用是用來給付耗材、儀器等支出，腎臟科醫師的月薪並沒有因此特別高於其他科別醫師。

所以嚴格來說，台灣腎病患者的洗腎時機是太晚而非太早，之所以會屢屢被監委和媒體點名，關鍵在於國內腎病防治概念不足，導致洗腎人口和健保給付洗腎花費居高不下。

到底該不該洗腎？時機判斷很重要

做好洗腎前的準備——坦然接受、樂觀面對

腎臟病患者在長期門診追蹤中，大多會關心自己的尿毒指數，也常問尿毒指數在什麼階段就得開始洗腎，一旦被告知要洗腎，就彷彿被判死刑一樣。尤其坊間流傳洗腎會洗到「翹掉」，許多患者因為不想洗腎而到處求醫，等到出現嚴重併發症後才無奈接受。只不過，這時候患者的腎功能已殘存無幾，風險比先前高出許多，更加深「果然一洗腎就會死」的錯誤迷思。

其實，只要事先做好「洗腎前的準備」，並和醫師好好配合，通常洗腎是相當安全的。到底洗腎前該準備什麼呢？

首先就是心理上要能坦然面對。很多腎病患者都是不了解為何得開始洗腎（洗腎時機）以及洗腎目的，才會逃避、甚至聽信偏方。那麼，到底什麼時候應該洗腎呢？

腎病原因千百種，尿毒指數並非唯一依據

很多患者以為只要控制好尿毒指數就不

該不該洗腎的判斷基準

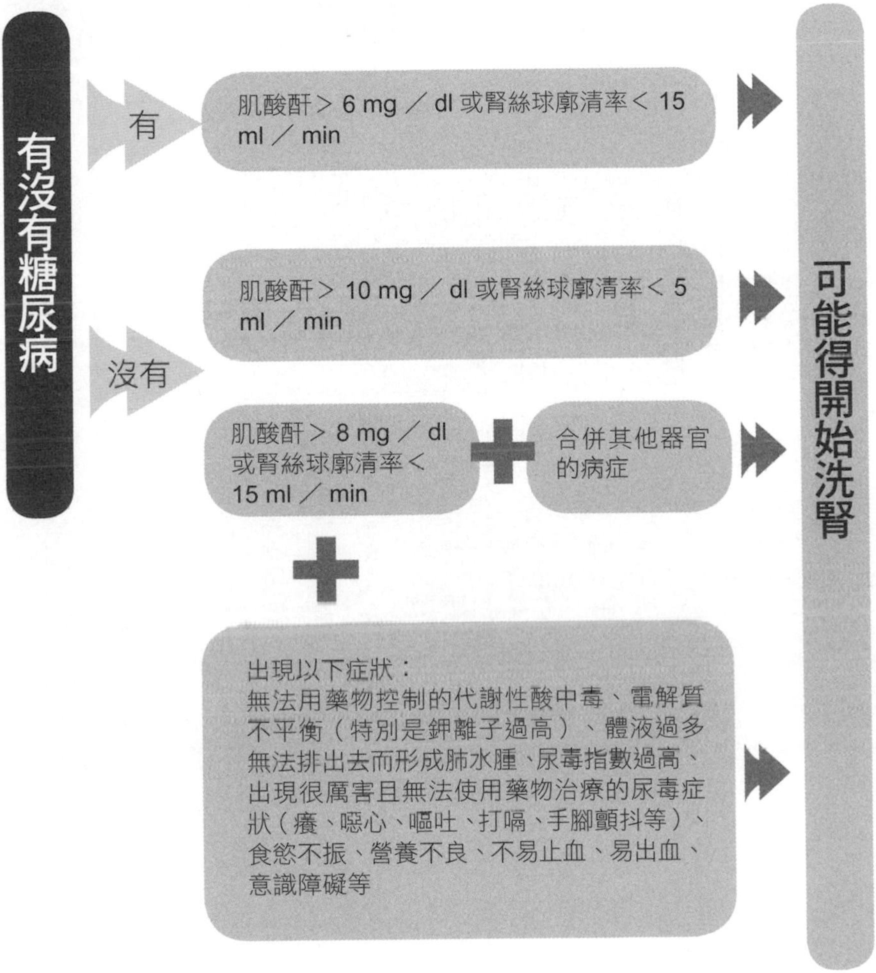

＊本圖僅為是否洗腎的基準參考，另外還需考慮年齡（老人或小孩）、對日常生活影響等，有疑問想確實了解洗腎的必要性，請仔細詢問主治醫師

會洗腎，其實並非如此。尿毒指數就是我在第七章所提到的腎功能抽血檢驗項目：尿素氮（BUN）與肌酸酐（Cr），雖然是重要的指標，且是患者關注的項目，但實際上醫師並不會只因為尿毒指數升高，就決定是否要洗腎。

因為每位患者的腎臟病原因不一，無法排泄廢物的類別也不一樣，例如有些人的尿素氮還不到八〇mg／dl，排酸能力就已受到相當損傷而有嚴重酸中毒狀況，這時就得開始洗腎；有些糖尿病患者尿素氮六〇mg／dl時就有嚴重神經病變，導致雙腳麻木不堪甚至無法行走，這時也必須洗腎；還有些人嚴重喪失排泄水分的能力，呼吸已相當喘促，若不洗腎就會有生命危險，當然也必須洗腎。

除了參考檢驗指數，還要考慮患者個別症狀

另外備受關注的還有腎絲球廓清率（eGFR），它與肌酸酐是目前健保署用來審核洗腎給付的指標，但除了這兩項指數外，還必須連同患者出現的症狀和併發症進行判斷（學理上稱相對適應症）。

由於這些症狀和併發症可能對患者造成生命威脅，所以就算肌酸酐還沒有超過一〇mg／dl，或腎絲球廓清率還大於五ml／min，患者也必須接受洗腎治療才行。簡單來說，判斷是否需要洗腎，不能單看二、三項腎功能指數，還必須視患者個別的症狀才能決定。

選擇適合的洗腎方式——了解透析療法

血液透析和腹膜透析各有優缺點

當腎病患者在心理上能坦然面對洗腎之後，接下來就是選擇適合自己的洗腎方式。洗腎其實是俗稱，正確說法應該是「透析療法」，它是腎臟病的替代療法，也就是把透析儀器當作人工腎臟，代替腎臟工作。

一旦腎臟病進入第五期（終末期），腎功能通常不到正常的十分之一，此時因血液中的尿毒指數攀升，會陸續出現噁心、嘔吐、食慾不振、皮膚搔癢、呼吸困難、四肢及心肺積水等尿毒症狀，這時藥物及飲食控制已無法改善，因此需要借助外力（例如透析）來代替腎臟執行過濾血液的工作，才能拯救患者生命並改善生活品質。

透析療法有血液透析和腹膜透析兩種，各國主要採用的方式各不相同，除了香港以「腹膜透析」為主外，其餘絕大多數國家為「血液透析」。台灣目前也是以血液透析為主，但因腹膜透析可以在家自行操作，只須每月返回醫院追蹤檢查即可，因此近年來有增加的趨勢。

基本上，血液透析和腹膜透析的死亡率並無顯著差異，兩者也各有優缺點，因此選擇時可依患者的合適度（是否有不適應症）

和喜好來選擇。

當然，透析方式也不是非得一成不變不可，兩種透析方式可以相輔相成，也就是進行一種透析後，若發現無法適應或是出現新的問題，就可以考慮換成另一種透析。

如何挑選洗腎室？比起距離遠近，醫師和醫療品質更重要

決定採用哪一種透析方式後，接下來就是挑選優良的洗腎室。畢竟洗腎室與尿毒症患者的生命息息相關，當然不可掉以輕心。但是要怎麼選呢？我認為應設法明查暗訪以下兩點：

重點1 病人的臉色是否普遍黑黃

透析不足時，尿毒症患者會有高併發症、高死亡率。至於透析夠不夠，除了由抽血數據可以知道外，大部分也能從病人的膚色得知，如果當你去一家透析中心，發現那裡洗超過一年以上的病患，膚色都呈現偏黑黃，那可能就是該機構的醫療專業不足。

我去評鑑洗腎中心時，看看病人的臉色就知道檢驗數據有沒有造假，而該洗腎室的品質如何也就昭然若揭了。

重點2 肝炎轉陽率及輸血率、死亡率、住院率是否偏高

肝炎轉陽率高代表該透析中心的感染控制有問題，而且肝炎一旦轉陽（即由陰性轉為陽性反應），不易治癒。如果與你同間洗腎室的病友，常常需要輸血，代表醫師對於貧血的控制失敗，而輸血頻繁，總有一天會

洗腎室要怎麼選？

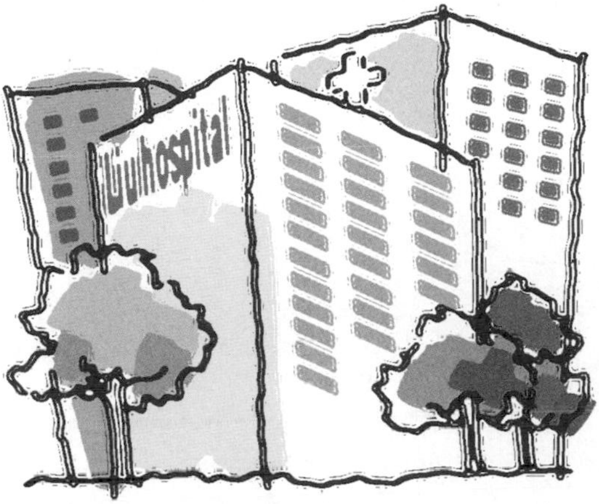

▲ 從病人的臉色與轉陽率、住院率，即可判斷透析中心的醫療品質

引起肝炎轉陽；死亡率及住院率高，當然也代表總體的醫療品質。尿毒症病友去某透析中心透析，如果發現周圍病友常常發生肝炎轉陽、住院、死亡、輸血……等事故，應該要考慮換個地方才是。

總而言之，洗腎室的品質攸關患者健康，選擇前請勿只考慮距離遠近，更重要的是醫師和醫療品質，唯有多一分注意，患者才能有多一分保障。

認識腎臟透析療法①

血液透析（洗腎、洗血管）

透析器等於人工腎臟，將血液導出體外「洗乾淨」

血液透析常被稱為洗腎、洗腰子、洗血、洗血管，簡單來說，整個過程就是利用導管將血液引出體外，讓血液經過人工腎臟（藉由擴散、超過濾、對流），將代謝廢物和毒素帶走，然後再把已淨化的血液引回人體，持續進行這樣的體外循環，以代替腎臟執行過濾血液的工作。

血液透析必須先建立可讓血液流出的血管通路（稱為「瘻管」），通常會以外科手術在上肢的前臂靠手腕處，建立一條動靜脈瘻管，等術後四至六周瘻管成熟後，才進行血液透析。進行透析時，會在瘻管處插入兩支針頭，血液由其中一支針頭流出體外，經人工腎臟過濾後，再由另一支針頭流回體內，每次治療時間約需四至五小時，每周大約進行二到三次透析治療。

血管通路的部位，事先也需要仔細評估，通常上肢比下肢優先、非慣用側優先，例如：使用右手的病人選擇左手做手術，使用左手者則選擇右手。不過，有些病人的尿毒狀況已嚴重到必須立即進行透析，卻還沒建立動靜脈瘻管或已建立瘻管但尚未成熟，這時便得在頸部大靜脈或是大腿內側股靜脈建立暫時性的血管通路。由於這條導管是直接放入循環系統當中，很容易感染，最好盡量避免。

血液透析就是將血液導出體外，讓透析儀器代替腎臟執行過濾血液的工作

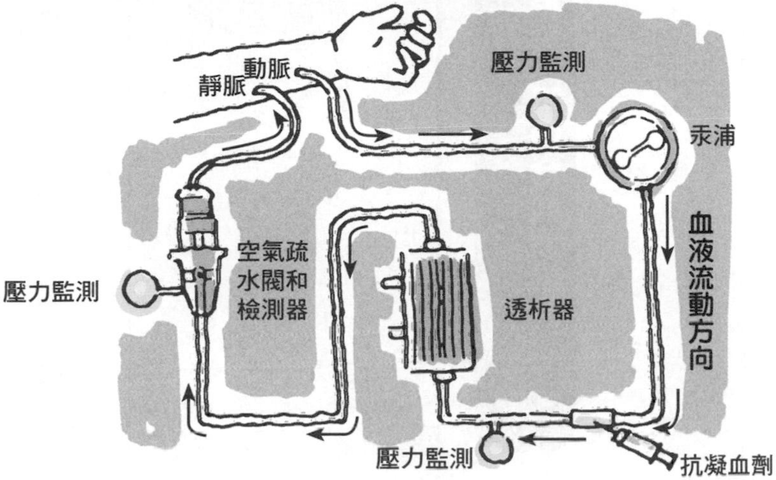

血液透析的永久性血管通路＆暫時性血管通路

需要洗腎時，必須開始考慮建立血管通路。刻意拖延的話，一旦必須立即進行透析，便只能在頸部大靜脈或大腿內側股靜脈建立血管通路，反而增加感染風險。

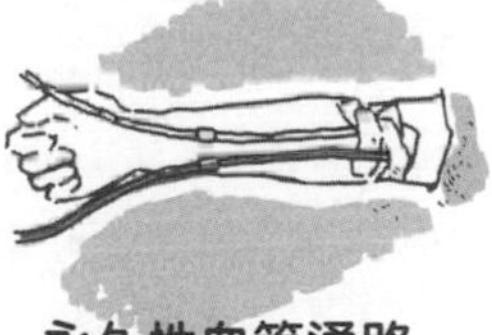

永久性血管通路
位置：於手臂

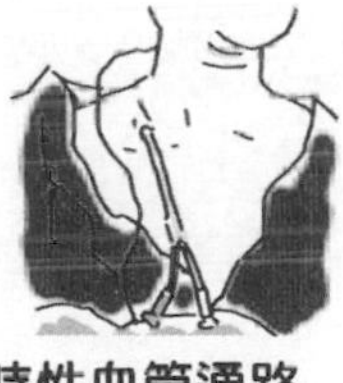

暫時性血管通路
位置：於頸部大靜脈或大腿內側股靜脈

血液透析優缺分析	
優點	缺點
・短時間就可有效清除代謝廢物和水分 ・由專業醫護人員執行透析治療，家中不必準備透析用品 ・每星期到醫院 3 次，與醫護人員間互動較為頻繁	・治療中或治療後可能有不適感 ・飲食限制較嚴格 ・貧血情形較嚴重

自體瘻管、人工瘻管各有優缺點，須依病人狀況而定

假如患者的血管太小或受到損傷無法接瘻管時（例如經常注射導致血管萎縮、發炎、硬化甚至消失，這時就無法用自己的血管進行手術，製造瘻管），就必須植入人工瘻管。

注意！這些人不適合血液透析

- 無法建立適當的血管通路者
- 心臟功能不佳，無法負荷人工瘻管將血液分流的人

人工瘻管有各種材質和各種大小管徑，某些材質的人工血管可以在接合後馬上使用，避免臨時插管（即剛提到的暫時性血管通路）的疼痛、感染、血管阻塞等副作用，使用上十分方便。

血液透析最大的感染問題便是血管通路感染。一般來說，在頸部大靜脈或大腿內側股靜脈建立的血管通路（暫時性），比肢體建立的血管通路（永久性）易感染，而人工瘻管較自體瘻管容易發生感染及形成血栓。不過由於人工瘻管有流量上限，有不易造成尿毒病人心臟衰竭、早期阻塞等優點，但是考慮到感染率及病人存活率，自體瘻管還是比人工瘻管好。因此，美國目前正在推行一連串的措施，目的就在希望降低人工瘻管使用比例。

江醫師小叮嚀

洗腎患者的生命線——瘻管

對需要長期洗腎的患者來說，瘻管相當於患者的生命線，假如使用年限不足，導致身上沒有足夠地方可以再接瘻管，會變成危及生命的問題，所以這條生命線務必費心照顧。目前國際間已漸漸形成共識，那就是不隨便放棄任何一條瘻管，因為平均一條瘻管只能用一至四年，而目前病患洗腎大都超過十年，一不小心就會演變成患者身體器官都沒問題，卻因沒有地方可以再接瘻管，最後只能眼睜睜看著病情惡化、步上死亡。

想讓每一條瘻管都發揮最長使用年限，第一步就是避免瘻管阻塞和發炎。雖說血液透析都是在洗腎中心進行，不過臨床上發現，病

瘻管出現以下現象就要注意！

① 靜脈壓過高
② 洗腎後尿毒素還是過高
③ 瘻管血流量不足
④ 瘻管不容易穿刺
⑤ 透析時會疼痛
⑥ 瘻管出現紅腫
⑦ 瘻管裡常有血塊

小心可能是 → **瘻管阻塞**

① 瘻管處有紅腫、熱痛、麻木感
② 發燒
③ 嚴重的時候瘻管會有膿汁流出

小心可能是 → **瘻管感染**

人的主訴是最重要的關鍵，因此患者務必多加留意。其實瘻管阻塞和感染都有症狀可循，只要事先警覺，使用瘻管攝影等技術就可偵測到九五%的病兆，而這些病兆絕大多數都能使用最新發展的氣球瘻管擴張術加以挽救。

保護瘻管！請你跟著這樣做

❶做動靜脈瘻管的那隻手不可做治療，如量血壓、抽血、打針等。

❷做動靜脈瘻管的那隻手不能彎曲當枕頭、吊重物、配戴手錶或穿袖子過緊的衣服，以免血流不順暢而造成栓塞。

❸每日應注意動靜脈瘻管是否有沙沙聲或觸摸有電流感，若聲音或觸感有減弱或消失情形，表示血流狀態不好或阻塞，請盡快就醫處理。

❹透析後若有血腫現象，二十四小時內要冰敷，可達止血止痛效果；二十四小時後再行熱敷，可促進血液循環達消腫及散淤血作用，注意熱敷時要避免將整隻手泡在熱水中。

❺瘻管每天熱敷三十分鐘，對瘻管流速不佳或容易停滯者有幫助；但瘻管若有局部紅腫者則禁止熱敷。

❻血管較細或糖尿病或長期打針有血管硬化問題的患者，通常血管鼓脹不明顯，建議加強熱敷（溫度不宜超過四一℃）並勤做手部握球運動，有助血管成型。

❼注意預防外傷，否則容易大出血；萬一不慎外傷出血，請盡速按住傷口止血，並迅速就醫。

❽低血壓及天氣太冷會使血液循環變慢，容易造成瘻管栓塞，這時要特別注意瘻管肢體的保暖。

腹膜透析，就是讓腹膜代替腎臟執行血液過濾工作

腹膜透析一般又稱為「洗肚子」，它是利用人體內的天然半透膜——腹膜，代替腎臟排除代謝廢物和水分。腹膜是一層包覆在腹腔內壁及內臟器官上的薄膜，分布著豐富的微血管，透析時只要將高滲透壓的透析液灌入腹腔內，讓透析液在腹腔內存留一段時間（大約四至六小時），此時體內的代謝廢物和多餘水分，便會經由腹膜微血管滲透到腹腔的透析藥水裡，接著再引流出來，然後灌入新的透析液，一天重複換液到醫師指示

腹膜透析用人體腹膜微血管進行滲透過濾，每天定時清除人體新陳代謝所產生的廢物

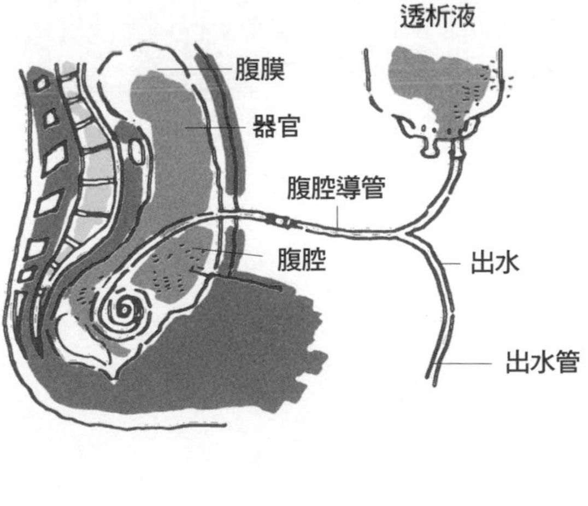

的次數為止。

由於透析液留置於腹腔內的這段時間，患者行動不受限制，一樣可以活動、上課、工作或做自己想做的事，所以患者只要學會換液方式，就不用一周跑兩三次醫院，自己可以在家裡或辦公室換液，相當方便。

透析導管直接置入腹膜腔，要注意避免感染

和血液透析一樣，腹膜透析也必須先進行外科手術，將「腹膜透析導管」由腹壁植入腹腔中，等大約一至二周後，若手術傷口癒合良好，才可進行腹膜透析。目前機器輔助型腹膜透析已有許多新機種，設計大都輕薄短小（約一個手提箱大小），方便患者攜帶。使用上也更加貼近患者的需要，像是自動化腹膜透析，只要睡覺前將導管接上機器做適當設定，就可一夜安寢。機器會在患者熟睡時自動吸放藥水、執行透析的工作，隔天早上只要將導管與機器分離，就可以自由自在的從事各種活動。即使外出旅行，也可將機器帶著走，非常方便，如果不帶機器也可以以手動換液。

腹膜透析很方便，優點也不少，一般來說，腹膜透析比血液透析較能保護殘餘腎功能，飲食限制也較血液透析少，同時貧血情形也比較不嚴重。若為十六歲以下青少年，選腹膜透析對成長的傷害也較小。但凡事有利就有弊，腹膜透析也有它的缺點和限制。首先要注意的是感染，由於腹膜透析導管直接置入病人腹膜腔內作腹膜交換，所以要注意感染問題。

腹膜透析主要的感染有三種：膜腹炎、

腹膜透析每日換液步驟

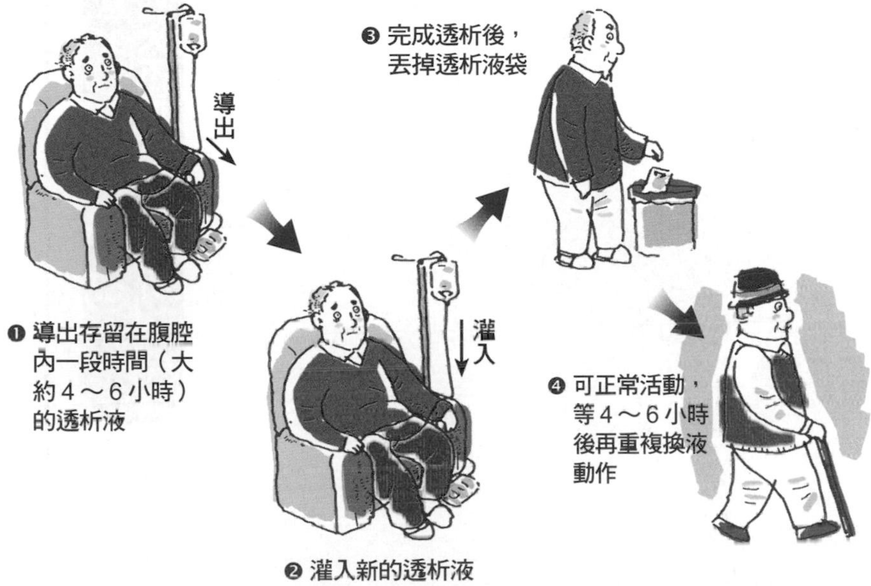
導出
❶ 導出存留在腹腔內一段時間（大約4～6小時）的透析液
灌入
❷ 灌入新的透析液
❸ 完成透析後，丟掉透析液袋
❹ 可正常活動，等4～6小時後再重複換液動作

腹膜透析優缺分析	
優點	缺點
• 可自行操作，患者可以自我掌控與安排，減少對日常生活作息影響 • 減少代謝廢物在體內堆積的時間：每天定時清除人體代謝廢物，屬於一種持續性的透析 • 較不易有不適感：因為透析進行和緩而持續，血液中成分變動速率較緩，比較不會產生不適症狀 • 飲食限制較血液透析少 • 貧血情形較不嚴重	• 更容易感染：換液時需操作連接腹膜透析導管與透析液袋，增加感染的機會，操作時一定要注意清潔 • 與血液透析相比，小分子毒素清除率較低 • 蛋白質流失較嚴重 • 容易肥胖 • 血液中的三酸甘油酯容易增加

注意！這些人不適合腹膜透析

- 腹膜功能差，如肚子開過刀、體型過大的患者
- 重度肺病
- 脊椎病變合併背痛
- 嚴重精神疾病患者
- 自己無法操作又無人可代替者

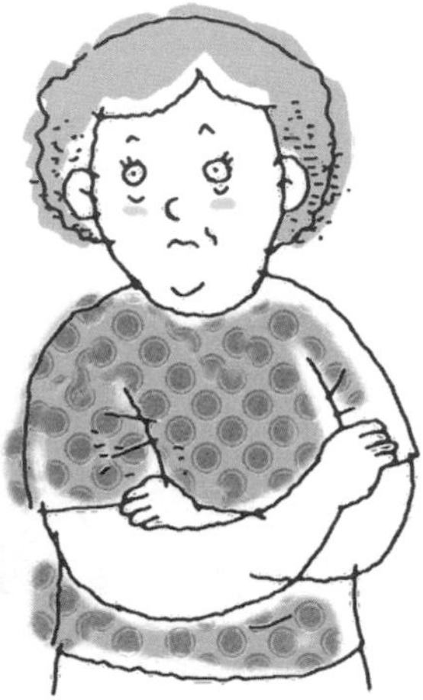

管路出口部位感染及管路隧道感染。其中最嚴重的就是腹膜炎，若無有效治療導致反覆感染，將損害腹膜功能而影響透析率，嚴重時甚至會引發敗血症死亡。所幸腹膜炎的診斷並不困難，建議一有腹膜炎症狀，如：透析液變混濁、腹痛、發燒等，就應該即刻回診檢查。

此外，腹膜透析還容易有小分子毒素清除率較低（與血液透析相比）、蛋白質流失較多、三酸甘油酯較高、易肥胖等限制與缺點，並非人人適合腹膜透析（見二四九頁表）。不過整體來說，只要患者條件符合，腹膜透析不僅方便自我掌控與安排時間，感染問題若能遵照醫護人員指示確實清潔雙手，大致也能有效克服，死亡率和住院率並沒有明顯高於血液透析，仍然相當值得嘗試。

江醫師小叮嚀

腹膜透析日常注意事項

由於腹膜透析導管直接置入病人腹膜腔內作腹膜交換，所以預防感染對腹膜透析患者來說非常重要，要注意的項目有：

換液場地

❶ 更換藥水的場地沒有特別限制，一般的房間、辦公室甚至車上都可以，但環境務必乾淨。清潔時，先以溼布擦一遍，並用乾布抹乾，以免沾染灰塵。

❷ 換藥水時最好選擇舒適、光線充足所在，並且必須關閉門窗、暫停使用冷氣或電風扇，並避免寵物或有人在換液範圍內走動，以免空氣流動造成灰塵飛揚而感染。

居家生活

❶ 洗澡應採用淋浴方式，避免浴缸泡澡；淋浴前，先以改良式人工肛門袋罩住導管出口，以免導管出口處感染發炎。

❷ 每星期洗頭二至三次，指甲要剪短，以免積藏污垢；衣服保持清潔，內衣褲每天更換，以避免感染腹膜炎及導管出口處發炎。

❸ 避免泡溫泉。

❹ 進行透析時要避免拉扯，萬一造成挫傷，可能會引發感染。

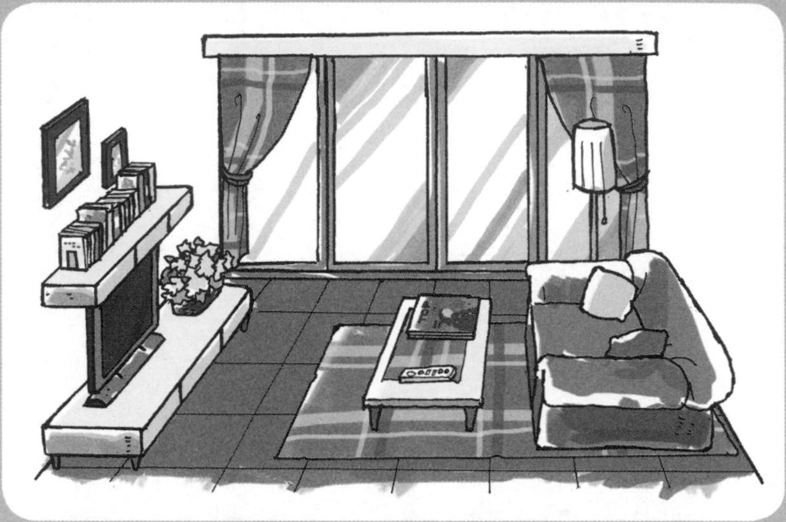

▲ 在家進行腹膜透析時，要注意「環境清潔」、「光線充足」、「緊閉門窗」

❺注意血壓變化，以作為選擇透析液濃度及醫護人員診斷病情時參考。

❻注意水分攝取。體內水分過多時，易造成血壓過高、心肺積水，導致呼吸困難及呼吸急促；但脫水過多又會造成血壓過低、心跳加快、全身無力等不適，所以過多過少都不好。

❼採用新式腹膜透析導管。這種導管構造不同於普通導管，連植入的方法也有所講究，可以把發生腹膜炎的機會下降一半。

尿毒症患者飲食要怎麼吃？

尿毒症飲食限制更多，更要注意營養補充

腎臟生病後，工作能力逐漸下降，無法有效將身體代謝的廢物排出，這些廢物主要為蛋白質代謝後的含氮產物，如尿素氮、肌酸肝、尿酸等，對人體不僅無用甚至有害。此外，腎臟其他生理調節功能也會失調，因此會出現疲倦、無力、頭暈、抽筋、氣喘、噁心、嘔吐、厭食、手腳麻木、皮膚癢、怕冷等症狀，也就是我們常說的「尿毒症」。因此嚴格來說，尿毒症不是一種病，而是一個症候群。

尿毒症患者的飲食攝取方法和重點

遇到「食不知味」的飲食調整困境時 → 別著急！想一次到位本來就不容易，只要逐步修正，一定能讓飲食治療成為日常生活的一部分，並且長期實行

尿毒症患者請定期追蹤進行營養評估 → 第三期：每 6 ～ 12 個月追蹤評估一次
第四、五期：每 1 ～ 3 個月追蹤評估一次

定期追蹤進行營養評估，才能依情況調整營養素需要量，避免營養不足

尿毒症通常發生在慢性腎病第五期（終末期，腎絲球過濾率小於十五），這時尿液排泄減少，過多的鈉、鉀離子無法靠尿液排出體外，因此在未透析前，必須適度限制飲食中的蛋白質、水與鈉、磷、鉀離子，以延緩腎功能衰竭。要注意的是，限制蛋白質的同時，也要注意熱量是否足夠才行（除非體重大於理想體重二〇%的肥胖患者）。

已經開始洗腎的尿毒症患者，飲食必須更嚴格控制，尤其是血液透析患者。國外資料統計發現，血液透析患者約一〇%至七〇%營養不良，三三%有輕至中度營養不良、六%至一〇%為嚴重營養不良，而腹膜透析患者也有一八%至五一%營養不良。且尿毒症患者特別容易缺乏蛋白質，因此必須比一般腎病患者更加注意飲食，除了一般腎病患者的飲食重點必須確實執行外，還得針對尿毒和洗腎狀況，增加飲食調整項目。

飲食比尿毒高低更直接影響死亡率，吃得對才能延續生命！

事實上，國內外的研究都發現，尿毒症患者的營養狀態比尿毒高低更直接影響死亡率，不只要嚴格限制以減少腎臟負擔，還必須兼顧充足營養。假如患者營養不良，就容易導致感染等併發症，不僅影響生活品質，嚴重時甚至會死亡，所以對尿毒症患者來說，飲食可說是攸關生命的大事。

飲食既然這麼重要，勢必得依每位患者的狀況作調整，換句話說，一分可以適用於所有腎臟疾病的「腎臟病飲食」其實是不存在的。但只要掌握基本原則，多和醫師與營養師討論並定期追蹤，一定可以找出符合患者營養需求以及生活型態的飲食模式。

尿毒症患者飲食原則① 營養（熱量）要足夠

營養（熱量）不足易有併發症，建議每天每公斤約需35大卡

營養（熱量）是否足夠，對尿毒症患者來說非常重要。營養不足，會因免疫力降低而引發感染等併發症，還會使身體組織迅速分解，造成血中尿素氮與鉀含量增加，促使尿毒症惡化，嚴重時甚至會導致死亡。

事實上，研究已發現，營養狀態與患者的死亡率有直接關係，營養狀態越差，死亡率越高[1]。

那麼，尿毒症患者到底要多少營養才足夠呢？

尿毒症患者每日飲食比例建議

尿毒症患者一定要注意，少吃並不等於不能吃，請務必竭盡所能避免營養（熱量）不足的情況發生。

熱量供給每天每公斤約 35 大卡

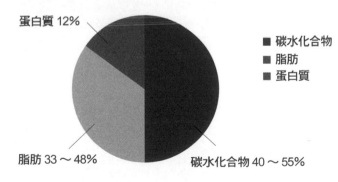

很簡單，攝取足夠的熱量是避免營養不良最重要的關鍵。一般來說，六十歲以下的尿毒症患者，每天每公斤體重大約需要三十五大卡的熱量，六十歲以上則略減少至每天每公斤三十至三十五大卡，患者可依自己的體重換算出每日所需熱量，再比例推算出蛋白質、脂肪和碳水化合物每日的攝取量（注意！過胖的人要限制高熱量食物攝取，如：醣類食物、油脂等）。

透析（洗腎）患者需依透析方式，調整熱量與蛋白質

已經開始洗腎的患者，在計算熱量需求時，記得要一併計算來自透析液吸收糖分的熱量，使用的透析液濃度越高、次數越多，來自透析液吸收的熱量也越多。

例如每次血液透析大約可獲得四〇〇大卡的熱量，每日腹膜透析大約可獲得五〇〇至八〇〇大卡的熱量，所以計算時務必記得扣除。

此外，開始洗腎後，蛋白質的限制也可稍微放鬆，一方面是因為透析已替代腎臟執行排泄工作，另一方面透析本身會消耗蛋白質，所以血液透析病人蛋白質攝取和正常人接近，最好維持在每天每公斤體重約一・二克，腹膜透析患者則應維持在一・二至一・五克，才能維持良好的營養狀態。

1 Owen WF Jr, Lew NL, Liu Y, Lowrie EG, Lazarus JM. The urea reduction ratio and serum albumin concentration as predictors of mortality in patients undergoing hemodialysis. N Engl J Med 1993; 329: 1001-6

透析患者的熱量與蛋白質調整

	獲得熱量	蛋白質需求
血液透析	400 大卡／每次	1.2 公克／每天每公斤體重
腹膜透析	500 ～ 800 大卡／每天	1.2 ～ 1.5 公克／每天每公斤體重

每日所需熱量＝體重╳ 35 大卡

範例：
體重 60 公斤的尿毒症患者

洗腎前

每日所需熱量：60╳35 = 2100 大卡
碳水化合物占 840 ～ 1155 大卡
脂肪占 693 ～ 1008 大卡
蛋白質占 252 大卡

洗腎後

血液透析
每日所需熱量：2100 － 400 = 1700 大卡
蛋白質：60╳1.2 = 72 公克／每日
腹膜透析（以每天獲得 500 大卡計算）
每日所需熱量：2100 － 500 = 1600 大卡
蛋白質：60╳1.2 ~ 1.5 = 72 ～ 90 公克／每日

＊僅作參考，實際熱量與各類食物需求，請與醫師討論後依個別狀況作調整

尿毒症患者飲食原則② 控制蛋白質與水分的攝取

蛋白質要限「量」更要重「質」！魚肉是最佳蛋白質來源

一般建議尿毒症患者的蛋白質應限制為正常人的六八%，每天每公斤體重攝入量約〇・六八公克，如果無法攝取足夠熱量時，可增加至每天每公斤體重〇・七五公克。開始洗腎後，則需要配合洗腎量調整增加蛋白質的攝取，此時足夠的蛋白質可增加抵抗力及減少感染機會。另外，建議血液透析每天每公斤體重應攝取一・二公克，而腹膜透析因蛋白質耗損較多，每天每公斤體重應攝取一・二至一・五公克。

還要注意的是，蛋白質不僅要限「量」，還要重「質」，所以應選擇優質蛋白質。所謂的優質蛋白質，包含魚、蛋白、肉及黃豆製品加米飯等，其中以魚肉最佳。研究證實，吃魚可以降低腎臟癌[2]，且魚油可減緩腎功能衰退速率，用以治療 IgA 腎病變[3]。

限制水分的攝取量，要注意隱藏在食物裡的水分

終末期腎臟病及洗腎病人，因為腎絲球過濾率下降，多餘的水分排出有困難，所以一天的尿量通常已經很少、甚至沒有，加上

算算看！一天可以吃多少蛋白質

時間		蛋白質攝取量建議
洗腎前		0.68 公克／每天每公斤體重
洗腎後	血液透析	1.2 公克／每天每公斤體重
	腹膜透析	1.2 ～ 1.5 公克／每天每公斤體重

腎臟病患減少口渴的方法

常覺得口渴怎麼辦？

用以下方法來減少口渴的感覺

❶ 不吃加工、醃製及口味太重的食品
❷ 食物充分煮熟，少放或不放調味料，並且倒掉湯汁
❸ 注意蛋白質攝取量，太少或太多都會導致尿毒增加，而引發口渴
❹ 睡眠充足可以減少口渴
❺ 常漱口、嚼口香糖、口含冰塊，有助降低口渴的感覺
❻ 如果口渴為藥物引起，可考慮停藥或改藥

喝的水容易滯留體內，造成身體浮腫、血壓升高甚至肺水腫等問題，因此必須限制水分。通常喝水量，可用前一天（二十四小時）尿量加上五○○至七○○毫升水分來估計，如果出汗多可酌量增加，萬一有嘔吐、腹瀉或引流情況，也必須一併紀錄排出量，建議最好每天測量體重，以作為喝水量的參考。

要特別注意的是，許多水分隱藏在食物裡，對幾乎沒有尿的患者來說，其實不必刻意補充水分，基本上不渴就不喝，可將一天的飲水量用固定容器裝起來，分配飲用，如此一來，就不用擔心喝過量。此外，如何減少口渴也是控制水分攝取的重點，建議可以試試上表建議的方法來改善。

2 JAMA 2008, Sept 20
3 Donadio JV Jr, Bergstralh EJ, Offord KP, Spencer DC, Holley KE. A controlled trial of fish oil in IgA nephropathy. N Engl J Med 1994;331:1194-9

延長洗腎時間能排除的磷有限，請務必少吃高磷食物

腎衰竭患者由於腎臟排泄磷離子的能力下降，導致磷在血液中累積，不僅會引發皮膚搔癢、腎性骨病變、血管鈣化、高血磷症、副甲狀腺高能症等問題，還會影響存活率。棘手的是，磷常常與細胞內的大分子結合，就算增加透析膜的表面積或延長透析時間，能排除的磷也很有限，所以通常慢性腎病進入第四期，就應適當限制飲食中磷的含量，才能避免增加腎臟負擔、延緩腎功能衰退。

飲食中磷的攝取須限制在每天每公斤八至十二毫克以下。一般限制磷攝取，最直接的方法就是盡量避免吃含磷量高的食物（見二一一頁），但由於大部分食物都含磷，飲食控制相形之下較為困難，因此當醫師認為患者必須開始限制攝取磷時，通常也會給予降磷藥物，也就是所謂的「磷結合劑」。

傳統磷結合劑（如：氫氧化鋁片或碳酸鈣片）一定要咬碎或敲碎，然後一口食物一口藥配合吃，才能防止食物中的磷自腸胃道吸收。這類鈣鋁片副作用較多，尤其是鋁片，長期服用會有腦部和骨骼病變的副作用，因此歐美各國已很少使用。正因如此，近年來已有許多新一代的磷結合劑出現，如碳酸鑭、磷能解、檸檬酸鐵等，這類藥物不含鈣、鋁，不用擔心血管鈣化、鋁中毒問題。

鈉與鹽要這樣換算

每日攝取的鈉不要超過 2 公克，那麼到底可以吃多少鹽呢？

1 公克食鹽大約含有 400 毫克的鈉

吃的鹽量為：

400 毫克＝0.4 公克
2 公克 ÷0.4＝**5 公克**
（大約 1 茶匙）

但實際烹煮不可以加這麼多！

＊低鹽烹調時，仍應選擇一般鹽，不可使用味精、雞湯粉（塊）等調味料

鈉與鹽要這樣換算

許多天然食物含鈉	醬油、烏醋等調味料也有鈉	加工食品更常含有大量鈉
對策	對策	對策
避免高鈉食物	注意調味料中的鈉含量 1 茶匙食鹽≒2.4 湯匙醬≒6 茶匙烏醋	少吃或不吃加工食品

減少鉀離子攝取的小撇步

食物類別	低、中鉀食物	高鉀食物
蔬菜、根莖類	木耳、海帶、絲瓜、山東白菜、冬瓜、胡瓜、蒲瓜、洋蔥、筊白筍、金針菜、包心白菜、蘿蔔、甘藍、苦瓜	紫菜(乾)、髮菜、川七、莧菜、菠菜、空心菜、金針菇、韭菜、甘薯、馬鈴薯、芋頭
水果類	鳳梨、西瓜、葡萄柚、蓮霧、水蜜桃、蘋果、葡萄、水梨、文旦、柳丁、金棗	龍眼乾、葡萄乾、紅棗、榴槤、釋迦、香蕉、龍眼、香瓜、木瓜、楊桃
其他	香油、蜂蜜、醋	低鈉鹽、可可粉、無鹽醬油、紅茶、綠茶、烏龍茶包、咖啡、可可粉、酵母粉、五香粉、枸杞、八角、高湯

過量的鈉會導致水腫、高血壓和肺積水，應嚴格控制攝取量

一旦進入尿毒階段，腎臟已無法有效排泄多餘的鈉，而過量的鈉堆積在身體內，會導致高血壓、水腫、腹水、肺積水、心臟衰竭等問題，所以尿毒症患者若有水腫、高血壓或充血性心臟病，就必須限制鈉的攝取。一般建議每日攝取鈉不要超過二公克，應避免食用加工類食品，如：沙茶醬、辣椒醬、豆瓣醬、番茄醬、醃製品、罐頭食品等，同時謹慎使用食鹽、醬油、烏醋、味噌等調味料，建議可善用蔥、薑、蒜來變化味道，增加食物的可口度。

相較於延長洗腎時間也無法排除的磷，鈉的狀況就單純許多，並非一丁點都不能碰，還是可以適度用些許鹽調味，也可避免因「食而無味」導致營養不足的情況發生。不過要注意，不可用低鈉鹽或低鹽醬油來替代，否則反會引起高鉀血症等問題。

注意鉀的攝取量，腹膜透析者反而要增加

鉀和鈉一樣，由於尿毒症患者的腎臟無法有效排泄多餘的鉀，而血鉀太高會引起心臟傳導和收縮異常，嚴重時甚至會導致死亡，因此大部分尿毒症患者都應適當限制飲食中的鉀含量。尤其是血液透析的患者，每天攝取量不可超過五十毫克當量（mEq），唯一的例外是腹膜透析患者，因為腹膜透析每天都會損失蛋白質等營養，容易有血鉀過低問題，所以反而可以多吃含鉀的食物。

減少鉀離子攝取的小撇步

鉀離子易溶於水而且普遍存於各類食物中，尿毒症患者不小心就會吃下超量的鉀。為了避免這種狀況發生，飲食上請注意下列狀況：

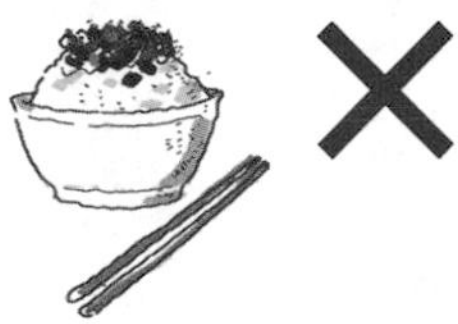

▲不用菜湯或肉湯拌飯

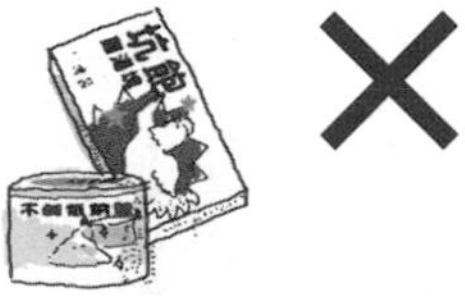

▲不可用低鈉鹽或薄鹽油、代鹽、無鹽醬油

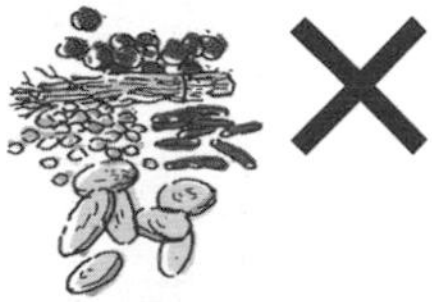

▲中藥草或中藥丸中常含有高量鉀離子，請勿食用

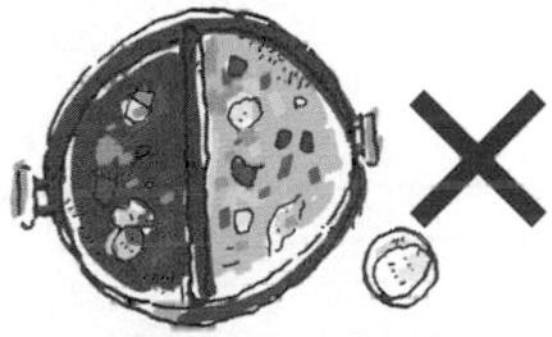

▲火鍋湯中常含有高量鉀離子，吃火鍋時最好別喝湯

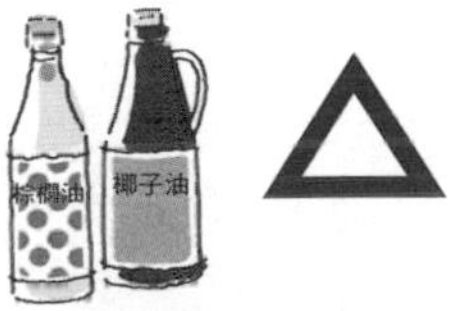

▲調味料常含有高量鉀離子，應減少用量

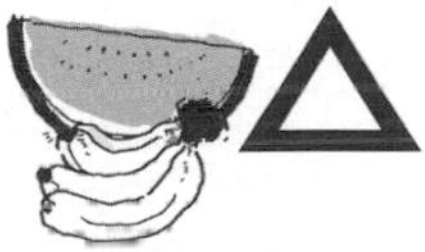

▲少吃高鉀的食物，如：竹筍、芹菜、胡蘿蔔、香菇、菠菜、空心菜、香蕉、番茄、柳丁、桃子、釋迦、奇異果；西瓜雖含鉀不高，但一般人容易超量攝取，加上西瓜水分高，所以必須節制食用

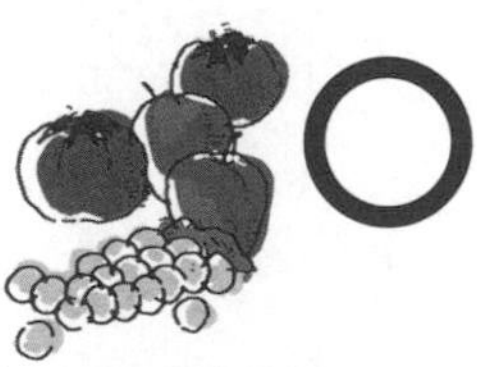

▲水果的標準食用量是一天半斤，果汁也需算在內

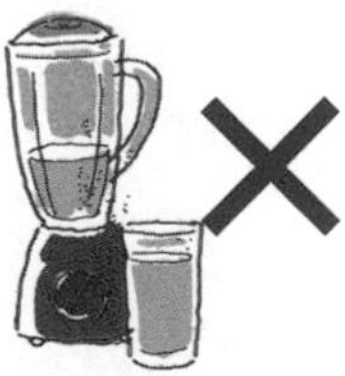

▲大多數尿毒症患者必須同時限制水分，所以建議最好避免飲用果汁

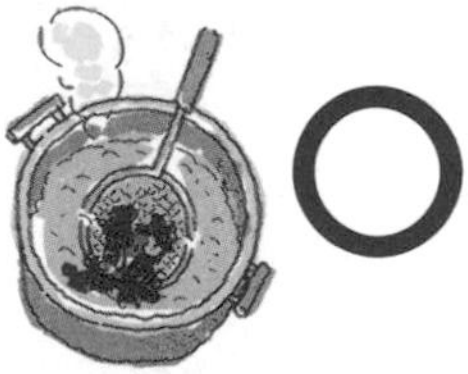

▲青菜必須先燙過再炒

名醫小講堂

腎臟科醫師的呼籲：讓國人也能使用無塑化劑的安全醫材！

使用PVC醫材洗腎2年後，腎臟會變形、長水泡

身為台灣的腎臟科醫師，我可以很驕傲地說：「台灣的洗腎品質是世界第一！」因為台灣洗腎率之所以居高不下，原因之一是洗腎品質好、患者的存活率高。當然，醫療品質的提升，健保的推動功不可沒，不過，良好的品質必須與時俱進，目前國內醫療環境已出現許多隱憂。

其中最讓我憂心的是，健保已超過十五年沒有給付過新的腎臟科用醫材、藥品，不僅讓許多有效的新藥卡在國門外，連洗腎患者所用的洗腎耗材及管子，也停留在十五年前美國所用的PVC（聚氯乙烯）醫療用材。

可別以為「不就是個管子、袋子」，這些PVC醫材都含有巨量的塑化劑DEHP，甚至占總重量的七〇%。臨床發現，患者只要洗腎一次，塑化劑暴露量便達到美國腸道外耐受量的〇．六倍，同時也達到我國每日耐受量的七．二倍，患者使用兩年後，腎臟便會因腎臟變形而長出水泡，同時罹患腎癌的風險更提高了二十倍。

點滴袋、輸管、捐血袋等醫材，也都含有塑化劑！

事實上，臨床所使用的PVC醫材並不

只有洗腎的耗材及管子，點滴袋、輸管、捐血袋等醫材也是。尤其PVC點滴袋需要用DEHP增加柔軟度，其DEHP含量大約占點滴袋總重量二〇％至三〇％，比例相當的高。

國內一年大約使用三〇〇〇多萬個點滴瓶、袋，材質幾乎都是含有DEHP的PVC材質，這表示不只六．六萬多名洗腎患者暴露在塑毒之中，還有高達八十七萬名重大傷病者，以及必須使用營養管的早產兒，也都是暴露在塑毒風險中的高危險群。

對健康的人來說，塑化劑的影響是隱性且緩慢的，就像是慢性中毒，一般人常感受不到它的危險性，然而在脆弱的病人和早產兒身上，就容易發現明顯且直接的威力。

美國食品藥物管理局（FDA）估計，透過灌食、靜脈注射營養劑等方式，新生兒、孕婦及洗腎等高風險病患的DEHP暴露量，會超過容許值的三至五十倍，而美國兒科學會（AAP）一項長達六年的追蹤研究更發現，新生兒及早產兒若以一般PVC醫材（DEHP含量占七〇％）的全靜脈營養管子進行灌注，出現膽汁鬱積的比例高達五〇％，若改用不含PVC全靜脈營養管子，膽汁鬱積的比例就會大幅下降到一三％[4]。

正因為PVC醫材對人體的毒害威力驚人，所以美國食品藥物管理局早於二〇〇二年便發出通告，認為使用含有DEHP的醫療用品，可能會使新生兒、青少年、孕婦或哺乳婦女，以及心臟移植和大量創傷輸血患者中毒，因而要求「盡可能使用替代產品」。而鄰近的日本早已不使用含塑化劑DEHP的醫材，連中國也已於二〇〇〇年起，未再批准使用ＰＶＣ袋的輸液產品。

期望健保給付非ＰＶＣ醫材，創造更安全的醫療環境

所謂的治療，不該只是延續患者生命，而是該同時重視醫療品質。

假如治療的過程中讓患者暴露在塑毒風險下，患者生命雖得以延續，卻衍生出更多病痛，甚至只能躺在病床上依賴儀器呼吸，這絕非醫療本意。可惜的是，在前兩年的塑化劑風暴之後，民眾的健康意識抬頭，但整體環境卻沒有配套措施，許多ＰＶＣ醫療軟袋、軟管、容器，在外包裝上根本沒有清楚標示或沒有標示，使就醫民眾根本無從知道自己正暴露於塑毒風險；即使知道袋子有塑化劑，想買沒有塑化劑的袋子，因為沒有廠商申請輸入，家裡再有錢也買不到。

所以我在此特別提出，希望讓政府重視這個問題，進而促使健保通過給付品質較好的非ＰＶＣ材質醫材，還給民眾一個安全的醫療環境，才是民眾真正的福氣。

4 Pediatrics. 124(2):710-6, 2009 Aug

台灣洗腎率全球第一，腎功能衰弱請這樣吃！

▼常有人問腎臟病是否、不可恢復、是不可逆的？

一直以來，我們對於腎臟病的觀念似乎就是「腎臟病不可逆」，一般媒體、醫院的衛教也是這麼告知大眾。但我的臨床經驗顯示，腎臟病並非如此悲觀，只要有機會抽絲剝繭，找出關鍵原因，腎臟功能是可以改善的。最近我的門診中就有這樣的好消息出現。

一位五十二歲男士，初來門診就診時，肌酸酐（Cr）二・二mg／dl、尿蛋白二（＋）。從報告中的檢驗數值來看，屬於第三期腎臟病，也就是中度慢性腎衰竭。經過詳細問診，得知他因為胃食道逆流，服用了五年的PPI胃藥。排除了所有其他腎臟病原因，我推敲影響他腎功能的正是這類胃藥。

PPI中文叫做「氫離子幫浦阻斷劑」，它是一種制酸劑，能抑制胃酸的分泌，進而緩解各種因為胃酸而引起的不適。但是有一份去年的研究揭露長期服用PPI，會造成腎臟廢物蛋白的堆積，以致慢性腎衰竭。因為制酸劑藥物機轉會直接阻斷酸，導致體內沒有足夠的酸來代謝廢物蛋白。長此以往，腎功能必然受到影響，若不積極介入處理，腎臟就會漸漸邁向腎衰竭一途。

因此，我即刻請他停止繼續服用PPI，並透過其他方式醫治胃酸逆流。果不其然，一個月之後的數據檢驗證實了我的推測。這位男士的尿蛋白沒了，成陰性反應；肌酸酐（Cr）也從二．二mg／dl下降成一．七mg／dl，雖然還未恢復成正常值一．二mg／dl，但已知有明顯的進步與改善。

這樣的結果令人感到振奮與歡喜。我希望透過這案例告訴大家，腎臟病不是不可逆的，洗腎也不一定要洗一輩子。腎臟功能還健康的，請好好保護自己的腎臟；腎臟功能已經受損的也別氣餒，和醫生好好配合，找出關鍵原因，還是有機會翻轉病程的！

▼也有人問，是不是一旦開始洗腎，就要永遠洗下去、洗一輩子？

從醫學中心的數據分析給發現，當初接受洗腎的病人，有三分之一後來沒有再繼續接受洗腎，因為這些人是屬於急性腎衰竭，在度過急性期之後，他的腎臟就得到了改善，所以就不需要繼續的洗腎。當然如果腎臟已經萎縮掉的人，他就不可能再恢復正常的腎功能，而需要繼續的洗腎，除非他能得到換腎的機會。

▼腎臟科的病人，尤其是慢性腎臟病的病人，有沒有可能吃什麼保健食品，可以改善他的腎臟？

❶益生菌可以改善腎衰竭。

- 第三期腎衰竭病人二十八人隨機分配
- 基礎平均糞便乳桿菌和雙歧桿菌濃度在實驗前異常低，而尿秈和 3-MI 水平，表明混合（發酵和腐敗）生態失調。
- 投藥後，僅在益生菌組中平均糞便乳桿菌和雙歧桿菌濃度增加，（p <0.001）。相反，僅在用益生菌治療的組中改善平均尿秈和 3-MI 水平（p <0.001）。與安慰劑組相比，僅在益生菌組中觀察到 C 反應蛋白（p <0.001），鐵（p <0.001），鐵蛋白（p <0.001），轉鐵蛋白飽和度（p <0.001），β2- 微球蛋白（p <0.001），血清 iPTH 和血清鈣顯著改善（資料來源：Eur J Nutr. 2018 Aug 3）。

❷魚油可以降低 Ig A 腎病變引起的腎衰竭跟血尿，請見下頁圖。

❸薑黃可以對抗腎炎引起的蛋白尿血尿，以及增加腎功能、GFR。

- 薑黃素可以降低過氧化氫引起之腎臟上皮損害
- 薑黃預防腎臟細胞株的氧化壓力

– Hari H.P Cohly, Free Radical Biology and Medicine 1998

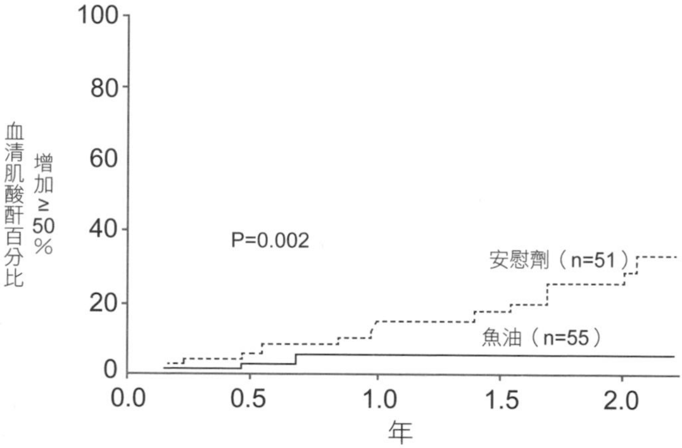

No. AT RISK

安慰劑	39	33	26
魚油	49	48	44

資料來源：The NEW ENGLAND JOURNAL of Medicine

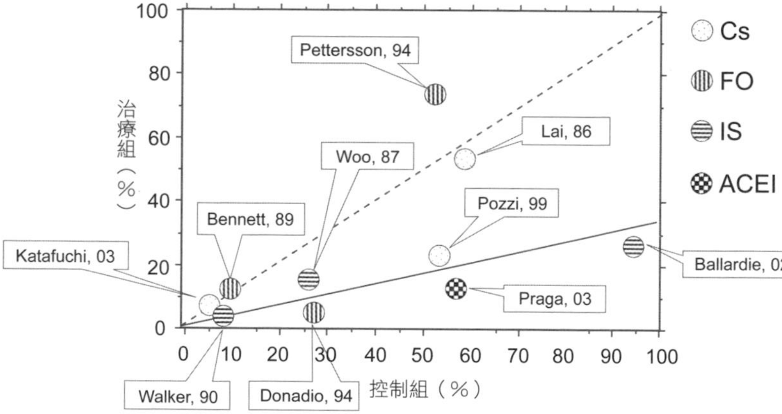

資料來源：《Nephrology Dialysis Transplantation》Laville, M. et al. Nephrol. Dial. Transplant. 2004 19:1947-1951

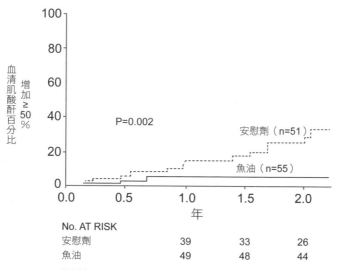

- 薑黃可以降低腎臟輻射傷害

–Uma S,Indian Journal of Clinical Biochemistry 2008

- 薑黃粉有意義的避免腎臟缺血後再灌流之功能與組織學之傷害

–MOHAJERI D,VETERINARY CLINICAL PATHOLOGY 2012

–AM Sefidan, Advances in Bioresearch, 2013

❹案例分享：

一位二十六歲的碩士畢業生，讓我徹底了解，縱使腎臟病再難以治療，只要找出原因就很容易處理。

記得這位碩士畢業生剛入大學的那年，因為大量的蛋白尿到門診來就診。當時，經過排除所有其他的腎臟病原因後，我推斷她是因為剛搬的新家，屋內揮發性有機物比超過上限值（後來檢測發現，超量接近十倍）。在使用藥物治療的同時，我建議他的父母，在他的房間內使用去除有機毒物的空氣處理方法後，她的腎臟病因此得到完全的緩解。

由於他是家中的獨生女，父母擔心她身體不好，即便碩士畢業，也不准她外出工作，堅持要她待在家裡休養，結果一待就是五年。但是站在醫生立場，我始終認為，所謂的康復是需要全面的復歸社會，才會得到一個有意義的人生，所以我鼓勵她去上班。

不過上班之前，我特別叮嚀她，上班地

點不能是新裝潢的辦公室、不能有化學品的味道、不能有各式各樣新房的味道。沒想到她去上班的一個半月後，就因為出現大量的蛋白尿加腳腫而來就診。為此，病患母親對我非常的不諒解，認為是我鼓勵她去上班，才導致疾病復發。

問診時，我特別問：「辦公室是新裝潢的嗎？」

她說：「沒有，目前辦公室是十幾年的老房子，不過我的位置靠近辦公室入口，而在公司對面，剛好有一家正在裝潢的辦公室，濃濃的化學品味道正是對面公司傳來的。」

聽完她的陳述後，我勸她離職，希望去除病因後，疾病能自然的消退。期間，我只交代她要吃薑黃。結果，一個月後回診，她的蛋白尿就開始下降，到第三個月時，蛋白量已經正常，我終於對她母親有了交代。

最近她剛剛結婚，她母親傳女兒漂亮的新娘照給我看。看到照片的當下，真心覺得：當醫生，這是最令人高興的一刻，也是讓最有成就感的一刻。

6招提升免疫力，捍衛健康，不怕武漢肺炎

看影片

武漢肺炎來勢洶洶，在世界各地延燒，比之於臺灣，中國大陸、日本、泰國、新加坡、南韓……等地確診病例不斷，甚至部分國家確診病例攀升速度之快。在這地村球的時代，一方面憂心他國疫情失控導致病毒擴散威脅加大；一方面也對於這一次臺灣防疫體系迅速確實的表現由衷感謝。

相信大家應該都跟我一樣，覺得住在臺灣非常幸福。隨著政府、媒體大力地防疫宣導，我觀察到大眾的自覺程度也比以往來得高。多數人積極配合作好自身防範工作，例如戴口罩、勤洗手、居家環境清潔與消毒……在政府邁力守住防疫前線的同時，一起努力。這樣的做法與態度，我絕對給於高度肯定。然而與此同時，我更想提醒大家的是，防疫應該要「內外兼顧」，才能將安全係數提升到最高等級。

什麼是「內外兼顧」呢？大家不用把它想得複雜或艱難，實際上它是面對各種疾病疫情最基礎的概念。所謂「外」指的是將病毒阻擋在外，我們每個人現在做的諸多防範工作都是；而「內」指的是提升自我免疫力，

鞏固防禦系統。如此，即便病毒來敲門，我們也可以靠著自身防禦力，將病毒檔在門外，讓它無法登堂入室；又或者提供足夠的戰鬥力，讓病毒無法亂入體內各系統、恣意破壞。

比起戴口罩，提升免疫力更重要！6個方法，讓你快速調節免疫力、對抗武漢肺炎

那麼，面對俗稱武漢肺炎的新型冠狀病毒肺炎，我們該如何提升自我免疫力，避免被病毒擊倒呢？以下提供幾種方法供大家參考，這些方法同時適用於一般人以及腎臟病患者。

❶補充優質蛋白

我們都知道蛋白質是一切身體主要構造的材料，肌肉、血液、毛髮、皮膚、荷爾蒙等都以它為原料。除此之外，身體製造抗體也需要它！抗體也是一種蛋白質，會與各種免疫細胞相互合作，執行體內的免疫功能。因此，想要抵抗外來的新型冠狀病毒，我們需要補充足夠優質的蛋白質。

在蛋白質的攝取方面，腎臟病患者需要更謹慎選擇，一直以來我都鼓勵病友們挑選品質優良的魚肉，當作蛋白質攝取來源。

❷睡眠充足

長期七小時以下的睡眠會降低免疫力，睡得飽，才能讓身體獲得完整的修復。建議

大家一天起碼要睡足七個小時。

❸曬太陽、補充維生素D

各天容易呼吸道感染原因之一，是太陽減弱以致於維生素D不足，後來就有介入型研究顯示，兒童適量補充維生素D能有效預防呼吸道感染。維生素D具有讓黏膜穩定的作用，它所扮演的防疫角色是當病毒經過鼻腔、氣管等侵犯黏膜時，能夠發揮穩定黏膜，提升免疫細胞吞噬能力的作用。

當然，除了透過補充劑之外，想要維持體內足夠的維生素D含量，也可以透過曬太陽這個天然的途徑，因為我們身體皮膚在吸收了陽光紫外線照射後，加上脂肪就會轉化成維生素D。

❹熱浴

勤做熱浴（乾、濕不限）可以預防呼吸道感染。這在臨床上也是有研究支持的。有一份研究用了二十六年半來追蹤一千九百多名白人男性，評估其進行熱浴的習慣及影響，證實熱浴有助於降低呼吸道感染，而且倘若每週熱浴四次以上，可以降低呼吸道感染率達五一％。

❺漱喉

漱喉在日本也是做過一連串研究，證實能有效預防呼吸道感染。其介質包含水、茶、鹽水、優碘水、漱口水，不論何種液體都有效。

要特別提的是漱喉和漱口大不同，漱喉是讓液體觸及喉嚨位置，讓液體在喉嚨打轉一陣子，再將液體吐掉。簡單來說漱喉就是透過這一連串動作，清潔喉頭把病毒帶出來。因為建議大家外出回到家後，不妨花三十秒的時間，馬上漱喉。

❻避免精緻糖份的攝取

精製糖指的是以加工方式精緻過的加工糖，而非食物本身的天然糖分，例如冰糖、砂糖、紅糖、高果糖玉米糖漿等。

有研究顯示吃精製糖可以使白血球降低功能五小時。白血球是我們免疫系統的中樞，也是對抗病毒的前鋒部隊。試想要是前鋒部隊經常昏昏欲睡、欲振乏力，當外來敵人病毒來襲時，應該輕輕鬆鬆就能突破封鎖線。若想讓身體防禦封鎖線牢固一點，建議減少精緻糖份的攝取。

腎臟病患容易受到肺炎病毒攻擊？錯，這「幾類人」更要特別小心！

最後想針對武漢肺炎與腎臟的關係特別說明。最近有一篇中國的論文提及新型冠狀病毒不僅傷肺也傷腎，讓些許腎臟病患者憂心忡忡。實際上，不僅僅是腎臟，包括生殖器官在內，只要人體中有ACE2（血管張力素轉化酶2）的地方，都有可能受到影響。這是因為新型冠狀病毒是透過和細胞表面的「ACE2受體」結合，入侵細胞內部。

ACE2 在人體很多地方都有，包括腎，但這並不意味著腎臟病患者容易受到病毒攻擊，或者染上武漢肺炎腎一定壞掉。正確來說，是當身上 ACE2 表現愈多，病毒就有更多機會進入體內，進而引發較嚴重的疾病反應。因此，我倒認為需要特別謹慎的是有共病以及長期抽菸的人。

根據研究顯示，抽菸者肺部的 ACE2 比沒抽菸的人來得多。當 ACE2 的濃度較高時，感染新型冠狀病毒的機率就會提高，加上抽菸者原本肺功能就比較弱，因此，感染之後變成重症的機率也會比一般人高。而共病者則因為身體本身狀況多且複雜，一旦感染治療困難度會相對高。所以面對武漢肺炎，這兩種類型者更需要小心防範。

什麼食物能對抗武漢病毒？

新型冠狀病毒目前對醫界來說是很新的一株病毒，目前還來不及有研究告訴我們哪些食物能幫忙對抗它。

但如果把它視為冠狀病毒家族的一員，那麼我們倒是可以從報告研究中得知大蒜和蜂膠這兩種食物，具有對抗冠狀病毒的功效。

其中大蒜可以對抗呼吸道氣管炎的冠狀病毒，而峰膠則可以同時提升免疫力及對抗各種不同的冠狀病毒，效果更勝一籌。

腎臟科名醫江守山教你逆轉腎

喝對水．慎防毒．控三高【暢銷增訂版】

作　　者：江守山
特約編輯：黃麗煌、凱特、發言平台
插　　畫：劉素臻、黃筑歆
美術設計：我我設計工作室

總 編 輯：蔡幼華
主　　編：黃信瑜
責任編輯：何　喬
社　　長：洪美華

出　　版：新自然主義
　　　　　幸福綠光股份有限公司
地　　址：台北市杭州南路一段 63 號 9 樓之 1
電　　話：(02)23925338
傳　　真：(02)23925380
網　　址：www.thirdnature.com.tw
E-mail：reader@thirdnature.com.tw
印　　製：中原造像股份有限公司
初版11刷：2017 年 11 月
二版 1 刷：2019 年 9 月
三版 4 刷：2021 年 5 月
四版 4 刷：2024 年 5 月
郵撥帳號：50130123 幸福綠光股份有限公司
定　　價：新台幣 380 元（平裝）

ISBN 978-626-95709-6-6

總經銷：聯合發行股份有限公司
新北市新店區寶橋路 235 巷 6 弄 6 號 2 樓
電話：(02)29178022 傳真：(02)29156275

國家圖書館出版品預行編目資料

腎臟科名醫江守山教你逆轉腎：喝對水、慎防毒、控三高／江守山著； -- 四版 . -- 臺北市：新自然主義 , 幸福綠光 , 2022.05
面；　公分

ISBN 978-626-95709-6-6(平裝)
1. 腎臟疾病 2. 保健常識

415.81　　111006285